U0006955

HEART
心｜視野

HEART

心｜視野

21則抗癌療癒奇蹟

「がん」をのりこえた人が
気づく7つのこと

小原田泰久 著　涂紋凰 譯

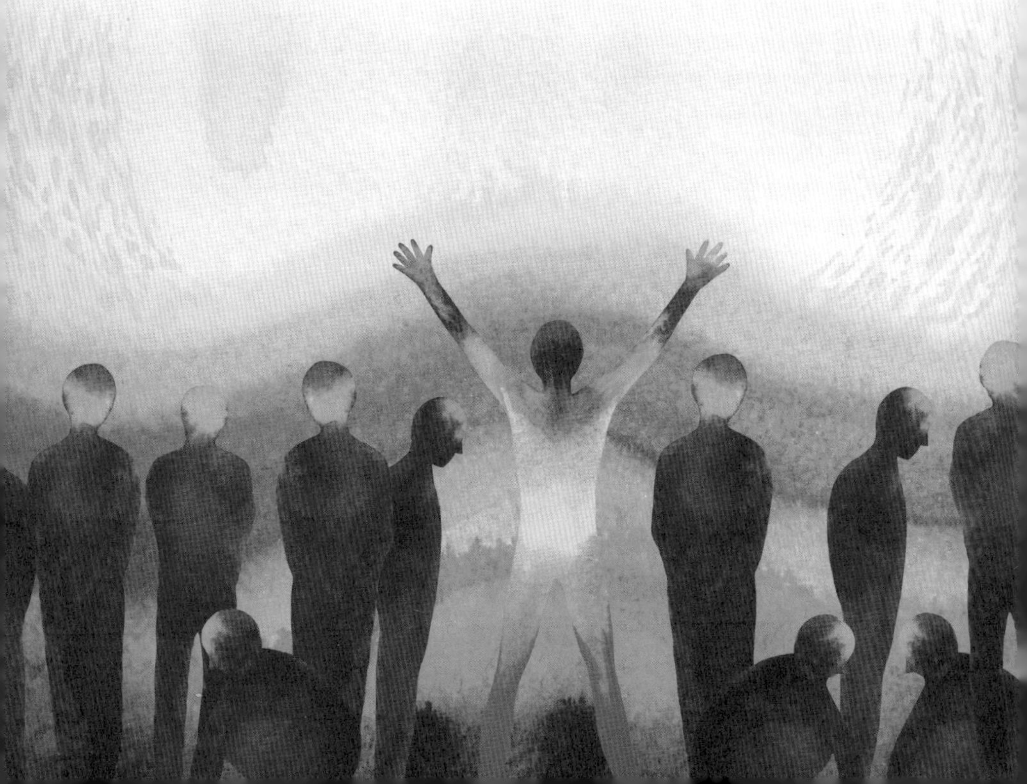

目次

第四章 不可思議的經驗與對他人有幫助的事情 157

第五章 找出罹癌的原因

第六章 想像人生最後一段路的生活方式

前言 當缺點變成優點

從尋找特效藥到尋找「癌症」的意義

我第一次見到癌症患者，是在一九八九年的二月。

我前往東京女子醫大醫院，探望完全不認識的池田綠小姐（當時三十六歲）。因為有人告訴我，她正在服用上海一間醫院所研發的蛇毒抗癌劑「７８７」。

「７８７」是我曾在週刊中介紹過的中藥，該藥以蝮蛇的蛇毒作為原料。在上海廣受好評，由於我很好奇實際上效果如何，所以為了確認功效決定前去探望患者。

罹患子宮癌的她，醫生建議動手術，但她卻斷然拒絕，決定在家裡嘗試各種民間療法。然而，癌細胞漸漸擴散壓迫到尿管，她因為併發尿毒症被送到東京女子醫大醫院就診。

從地鐵站到醫院這段時間，我非常猶豫。不知道自己該用什麼表情面對患者，也不知道自己該說些什麼。應該說，對當時的我來說，癌症患者是全天下最可憐的人。說到癌症就想到死亡，她才三十六歲，那麼年輕就要面對生命的終點，她心裡是不是感到很混亂呢？會不會很沮喪呢？會不會躲在被子裡偷哭呢？我捧著在車站前買的花束，帶著僵硬的表情、身體和心靈敲響了病房的門。

綠小姐是個笑起來很漂亮的美女，雖然身體狀況不好，卻還是非常開朗地迎接我。我們是同鄉，所以聊了老家的事情，還聊了在上海找到「787」的事情。她說她是音樂家，在六本木有房子，感覺她和我是完全不同世界的人。不過，等我們比較熟悉之後，我便敢跟她開些玩笑，她也很捧場地笑了。我感覺鬆了好大一口氣。

除了「787」之外她還有服用其他健康食品，恢復狀況也很好。之後她轉到帶津三敬醫院，開始嘗試中藥和氣功。曾經有一段時間感覺好像可以和癌症共生，不過在一九九〇年五月，身體狀況惡化，就這樣走了。

對我而言，她是令我難忘的癌症患者之一。在那之後我和許多癌症患者見面，但我在和他們接觸時總是會豎起一道牆，我心裡老是想著：「這個人會因為癌症而死，好可憐、好慘啊……」，我一直無法擺脫這種想法。

接著，我開始拚命尋找「治療癌症」的方法。當然不可能由我來治療癌症，不過我只要找到對癌症有效的治療法或健康食品，就會想盡辦法傳達給癌症患者。我心想一定要治好這些可憐的人才行。我拚了命地尋找世界上的特效藥或特效療法，並且深信只要把這些資訊傳達出去，就可以拯救很多人。

只要聽到哪裡有重症的癌末患者狀況好轉，我就會馬上飛奔過去，我深信那就是最好的治療法，感到非常興奮。我致力於把這些資訊傳達給正在尋找治療法的患者，也期待如此一來病情一定會好轉。

然而，很多時候事情並不如想像順利，這究竟是怎麼一回事呢？

由於這種情形一再發生，我曾經向相熟的帶津良一醫師（帶津三敬醫院榮譽院長）諮詢過這件事。因為帶津醫師是《治療癌症大事典》的編著者，而我當時負責採訪，所以碰到問題的時候都會找他商量。

後來我才發現，癌症根本沒有所謂的特效藥和特效療法。對每位患者來說，適合的治療法各有不同，世界上並不存在打一針，癌細胞就會消失的魔法藥物。我了解到自己不應該繼續停留在尋找治療方法，必須再往前踏一步才能看見本質。因此不再採訪癌症的治療方式，而是一腳踏入氣功與身心治療等心靈療癒的世界。

從心靈療癒的角度重新看待癌症，和以前透過尋找治療方法所看到的截然不同。癌症不再是「痊癒代表勝利、治不好代表失敗」的勝負世界，而是轉變成思考癌症對自己有什麼意義，感覺有點哲學的探究。

對我而言這是非常舒服的思考方式，我對癌症的看法一點一滴慢慢改變，也開始認識「罹癌之後人生更充實」的人。

釋迦牟尼佛說「生老病死」是人生四苦。然而，如果癌症患者說「罹癌真是太好了」，那就表示「病」已經不再代表痛苦。原本對我來說得到癌症是最慘的事，但是只要改變觀點，便能讓患者的人生往更好的方向前進。

距離我戰戰兢兢地與綠小姐會面已經超過二十年，現在我才覺得自己終於到達新的境界。直到如今我才發現，罹癌的患者不見得都很可憐，也有很多人過得比健康的人更加快樂豐富。

因為「癌症」才得以成為充滿魅力的老人

就在這個時候，我認識一名男性。他在五十八歲時被宣告進入癌症末期，雖然曾經因為某種治療法而好轉，但幾年之後竟第二次進入癌症末期。結果，他又再度奇蹟似地生還。

現年六十七歲的他，以前一直在商業圈裡打滾，現在則是回到自己出生的故鄉從事自然農耕。明明從來沒有務農經驗，如今卻整天都在旱田和水田中渡過，並且樂此不疲。他還充滿自信地斷言，現在進入老年的自己比罹癌之前更加充實，每天都開心得不得了。連我家二十歲的女兒都非常感佩他的生存之道，還說以後老了也想像他一樣。

這位先生很有錢，在身體健康的時候，本來打算老後要好好享受最愛的高爾夫和美酒。不過，在罹癌之後，他的想法就大幅改變了。

「因為以前都在做買賣，所以總是思考如何以賺錢為優先。不過，自從罹癌之後，得知自己未來的時間有限，就開始思考自己到底為什麼而活。假如只是埋頭賺錢，人生不是很寂寞嗎？就在這時，我接觸了自然農耕的活動，馬上下定決心『就是這個！

我也要來試試看』。人還是要從事有社會意義的事情才行，我現在每天都很興奮喔，雖然做起來不容易，但正因為難所以才有更有價值。」他天天如此度過六十七歲的日子。

我很開心，因為如果這樣的老人越來越多，日本也一定會出現希望的曙光。他和那些偶爾聚會喝喝小酒、抱怨退休生活的人不同，只要和他聊過天，就會感覺連自己都充滿活力，心裡還會湧現「好，我也要向他看齊」的心情。

罹患癌症，是他成為魅力老人的契機。癌症是大家都厭棄的疾病，誰都不想得癌症。然而，從他的經驗當中，我了解到最差勁的缺點也能變成優點，讓人充滿魅力。

癌症成為改變價值觀的契機，不僅僅是生活方式，他的人生也以癌症為分界點，變得充滿活力。剛罹患癌症時，他也曾陷入煩惱，然而現在卻對癌症充滿感謝。就結果來看，癌症對他的人生來說反而成為最棒的優點，這應該就是上天的安排吧。

罹患癌症不代表人生終結，反而是第二個起點，讓人得到活出真正自我的機會。

我這才了解，原來自己一直以來想傳達的就是這個理念。

像他這樣，把罹癌轉換成正面力量的人應該還有很多才對。如果我去傾聽患者的聲音，能藉此發現什麼呢？或許會發現克服危機的秘訣，也可能會發現讓缺點轉換成優點的生活、思考方式。

他們發現的事不只對罹患疾病的人本身有所助益，對所有的人來說，都會成為在今後這個不透明的時代中生存的巨大武器。原本不喜歡的東西，只要稍微改變觀點，就會變成極品寶物。

如果一心想著「不想變老」、「不想得癌症」、「不想死」，人生的後半場只會變得越來越寂寞、沮喪。我想開朗、充滿活力地度過充實的老年生活，朝著滿足的死亡前進。

於是，我與將近五十位癌症患者見面，仔細聆聽他們的經歷，從中獲得將缺點轉換成優點的各種提示。我把經歷過癌症的人所發現的事分成七類：「直覺與直觀」、「緣分」、「肉眼看不見的世界」、「利他之心」、「必然」、「真正的自己」、「接受死亡」，並且期待罹患癌症的人，能透過這些前輩的經歷體認到「啊，原來可以這麼想」、「原來有這種作法」，在一片黑暗中找到光明。

在述說這些經歷的過程當中會出現各種治療方法，不過我絕對不是在推薦這些療法。雖然我也希望能夠成為治療的參考，但我認為這個世界上並不存在對所有人都有效的特效藥、特效療法。

就算對某個人來說很適合並且獲得非常好的效果，對別人來說也不見得有效。因此，本書並未深入探討治療方法，而是把焦點放在「心態」、「生活方式」，希望各位能先瞭解這一點。

大約二十年前，美國印地安霍皮族的巫醫告訴我：「心靈療癒就是分享經驗。」但願透過本書能讓更多人互相分享經驗，並且獲得療癒。

我身為一名對癌症感到不安的六十幾歲男性，透過與癌症患者的對話發現許多事，從此從不安之中解放，心情變得非常輕鬆。正當在我撰寫本書原稿時，長年罹患癌症的父親病情惡化，我想這也是一種緣分吧。我已經從眾人的經驗當中獲得勇氣與活力，即便父親就這樣歸天，我大概也能笑著送他離開。

最後，我由衷感謝爽快答應我採訪的癌症患者以及相關人員。另外，也非常感謝給我機會出版這本書，並給予我諸多建議的編輯鈴木七沖先生。真的非常感謝各位。

二〇一八年　春

小原田泰久

本書中登場的癌症患者（年齡以二〇一八年為基準計算）

【第一章】

・**小原田慎一郎先生：**三重縣。筆者的父親。二〇〇五年罹患前列腺癌後，一直與癌症共存，八十八歲時進入癌症末期。

・**大野義夫先生（阿大）：**千葉縣。二〇〇九年發現膽囊癌，癌細胞轉移至肝臟、大腸、肺部等器官，被醫師宣告來日無多。雖然在免疫療法治療下癌細胞曾一度消失，但在二〇一五年又發現第四期惡性淋巴腫瘤。經治療後淋巴腫瘤再度消失，現在熱衷於自然農耕。現年六十七歲。

【第二章】

・**佐久間郁子女士：**東京都。罹患乳癌。接受抗癌藥物治療，以手術切除癌細胞。並且實踐在氣功學習到的知識，能充分掌握自己的心理狀態。

- **狩野路子女士**：東京都。罹患子宮癌。藉由徹底保持身體溫暖，曾經一度自行排出癌細胞。
- **井川美和女士（假名）**：兵庫縣。罹患子宮癌。丈夫因誤診而亡故，所以她決定要採用自然療法。以保持身體溫暖為主的治療方式，自然排出癌細胞。現年六十一歲。

【第三章】

- **大野義夫先生（阿大）**。
- **龜田美金子女士（假名）**：宮崎縣。罹患乳癌。曾經因為害怕而哭泣不止，在先生與漢方諮詢藥局的醫師支持下，逐漸康復中。現年四十二歲。
- **種市豐先生**：宮崎縣。罹患肺癌。由於已經進入第四期，故無法手術。最後到漢方諮詢藥局諮詢治療方式，目前已經恢復健康。現年六十五歲。
- **廣川安信先生、智子女士（假名）**：宮崎縣。丈夫安信先生（六十二歲）罹患食道癌。在漢方諮詢藥局的醫師支持下，夫婦互相扶持、堅強地克服癌症。
- **泉川美子女士**：廣島縣。罹患子宮癌。腫瘤大到腹部摸得出來的程度，經醫師診斷為肉瘤。院方建議手術摘除，但她決定求助常去的漢方諮詢藥局以克服癌症。

【第四章】

・**今野良和先生（假名）**：佐賀縣。罹患膀胱癌。原本已經透過內視鏡手術摘除癌細胞，但癌細胞擴散到整個膀胱。此時，他經歷了一場不可思議的體驗，並以此作為契機開始逐漸康復。現年六十歲。

・**吉田美佐子女士**：神奈川縣。罹患鼻咽癌。為了接受放射線治療而住院。接受治療之前，朝陽灑在身上，她看見黑色塊狀物從太陽飛來。她認為這是對自己的啟示，也成為與病魔搏鬥的動力。現年六十三歲。

・**淺井佳惠女士（假名）**：奈良縣。罹患乳癌。醫師宣告自己罹癌時，她覺得是晴天霹靂。然而，當她開始思考罹患癌症的自己能為別人做些什麼後，決定採取出人意表的行動。現年六十四歲。

・**北澤幸雄先生**：埼玉縣。罹患惡性淋巴瘤。忍受痛苦的抗癌藥物治療後，癌症獲得緩解，為了撫平過程中的恐懼與不安，他開始運用自己的經驗從事義工活動。並將罹病時的經歷也應用在之後的義工活動中。即使癌症不斷復發，但他也已經與癌細胞共存將近三十年。現年六十七歲。

【第五章】

・**原田祐子女士：**愛知縣。罹患發炎性乳癌。因為無法手術，所以接受抗癌藥物治療。當時，在友人的介紹下閱讀了《海豚醫師的地球人革命》一書，深感「自己會罹患癌症是一種必然的結果」。從此之後，一切都往好的方向前進。現年五十一歲。

・**小島元子女士：**神奈川縣。罹患子宮癌。因為主治醫師的一句無心之言而受傷，決心採用自然療法並嘗試各種治療方法。經歷第二次發現癌細胞與第三次發現疑似癌細胞的過程，她才明確地建立自己的生活方式。目前她將自己的經歷製作成小手冊，並積極與癌症患者對談。現年五十七歲。

・**上川美智子女士：**神奈川縣。罹患乳癌。選擇貫徹自然療法，現已康復。在康復的過程中有很多出乎意料的邂逅，讓她漸漸改變自己的觀念，現在她認為有這些經驗真是太好了。目前經營一間天然食材的餐廳。現年六十二歲。

・**松前直子女士**：東京都。罹患惡性淋巴瘤。雖然接受抗癌藥物治療，卻因副作用而痛苦不堪、十分煩惱。在內心一陣糾結之後，決定自己的病要自己治，因此斷然拒絕抗癌藥物治療。賭上性命的決定，對她的病情奏效。現年五十四歲。

【第六章】

・**茂呂信一郎先生**：東京都。罹患胃癌。院方告知就算手術成功，痊癒的機率也不到百分之十，使他不得不面對死亡。煩惱一番之後，他接受了自己會死的事實。就在這時，兒子介紹免疫療法與漢方療法，使他身體狀況大幅改善。現年七十六歲。

・**阿吉**：並未罹癌卻在參加小笠原與海豚共游的行程時，於回程前一天猝死。當時，筆者也在現場，透過他的死亡令筆者深思人的生死。享年六十五歲。

・**三橋惠子女士（假名）**：東京都。罹患卵巢癌。在腹部積水的狀態下，接受筆者採訪。曾以獨特的治療法，努力克服癌症。當時的她充滿活力，感覺可以期待病情會大幅好轉。後來筆者想繼續追蹤訪問後續狀況，於是約好要見面，但很遺憾的，在相見之前她就已經離開人世。

【第七章】

・**大野聰克先生：**埼玉縣。發現直腸癌且癌細胞已轉移到肝臟。雖然直腸癌已經切除，但對肝臟的癌細胞卻束手無策。他曾在夜裡煩惱到無法入眠，不過當他想通「害怕未知的東西也沒有用」之後，就開始以「何謂癌症？」為主題開始尋求解答，最後也得到自己能認同的答案。在以這個答案為基礎的治療之下，成功克服第四期癌症。現年七十三歲。

・**工藤房美女士（摘自書籍、演講）：**熊本縣。四十六歲時罹患子宮癌。在放射線治療之下癌細胞曾一度消失，但過一陣子又發現癌細胞轉移到肺部與肝臟，醫師宣告在這個狀況下只剩一個月的壽命。她閱讀《生命的暗號》一書之後，感受到人類的潛能與生命的珍貴，於是持續對自己的每個細胞道謝，成功克服癌症。現年六十歲。

除上述內容以外，筆者還採訪了許多人的寶貴經驗，希望下次能有機會介紹給各位。接下來，就請各位一讀罹癌患者們的故事。

第一章

老、病、死的光景，請給患者更多希望之光！

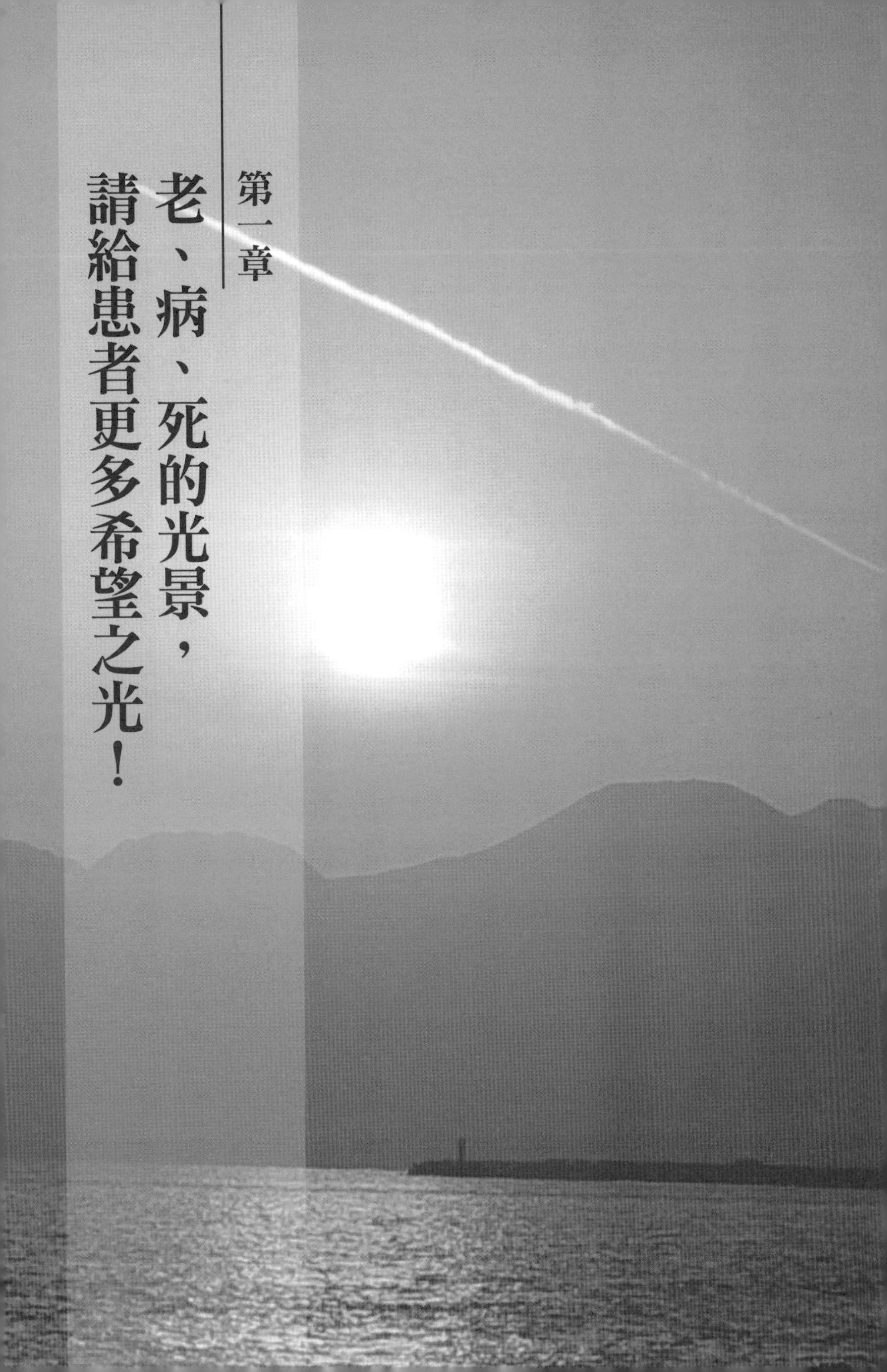

罹患癌症仍然堅強的父親所說的名言

我打了幾次電話，但都沒有人接。這種情形很少見，所以我擔心是不是發生了什麼意外。

我八十幾歲的雙親住在三重縣的老家，弟弟和他們同住，妹妹也住在附近，如果發生什麼事，應該會有人連絡我才對。不過，因為即將迎來米壽（八十八歲）的父親，這幾年身體狀況不太好，所以我才會覺得可能出了什麼意外。

雖然平常會盡量打電話回家關心他的狀況，但我畢竟住在東京，一旦發生什麼意外無法馬上到場，這點讓我很痛苦。

「爸爸住院了。」終於聯絡上妹妹，結果她這樣說。

其實父親長年罹患癌症，所以我腦中閃過一個念頭：那個頑固又強運的老爸，終於到了「出來混總是要還」的時候了嗎？

癌細胞是在二〇〇五年秋天發現的，由於父親總是說：「自己的身體自己最了解」，所以從來沒有做過健康檢查。不知道是不是母親察覺到異樣，一點也不退讓地堅持：「都已經一把年紀了，這次一定要去做檢查。」

「我還這麼生龍活虎，怎麼可能生病！」父親雖然嘴裡碎念，但也折服於母親的氣魄，心不甘情不願地去診所做健檢。母親的第六感真的很準，檢查報告顯示父親的前列腺出現異常，考量他七十五歲的年齡，很可能是癌症。由於醫師如此診斷，所以決定做進一步精密檢查。

母親打電話聯絡我，把醫生的話跟我說了一次。她很抱歉地說：「去聽檢查結果的時候，你能不能一起來？」

她一定是心想不能給兒子添麻煩，但是又覺得害怕，所以才忍不住打給我。話筒傳來母親擔心的聲音：「如果是癌症怎麼辦？我好緊張。」

然而卻聽到電話的那一頭，父親大聲的說：「那種東西有什麼好怕的。要是得癌症，頂多也就是一死，反正我已經活夠了。」老爸還真是一點也沒變。

那已經是距今十二年前的事了。父親罹患了早期的前列腺癌，原本正常值應該在四以下的PSA腫瘤標記值，竟高達三三點七。取患部細胞檢查後，發現六個位置當中就有兩個位置發現癌細胞。不過，照X光並沒有發現癌細胞轉移，病灶大小也只是稍微露出前列腺外側而已，所以主治醫師研判狀況還不嚴重。

那麼接下來該如何治療呢？手術摘除前列腺的話，確實是可以解決目前的狀況，不過父親以前曾被診斷出患有「肥厚型心肌症」。所幸是常去的醫院，所以還留有病歷紀錄。

主治醫師說：「雖然心臟方面似乎沒有自覺症狀，不過因為年事已高最好不要冒險，建議採用賀爾蒙藥劑抑制男性賀爾蒙，待症狀穩定之後再做放射線治療就好。」

看父親靜靜地聽完，我很擔心他會因為得知罹癌而感到失落。電視劇中宣告主角罹癌的時候，即使是大人也會又哭又喊。不過父親倒是很淡然，反而是母親亂了方寸，就像擔心孩子感冒一樣，不停問主治醫師「飲食要注意什麼」、「他有抽菸，是不是戒掉比較好」、「工作要怎麼辦」等各種問題。此時，從父親嘴裡說出一句名言，讓我至今仍記憶猶新。

「吵死了！我又不是突然得癌症。從半年前、一年前就已經有癌細胞了，我只要像以前一樣過日子就好了。」

我不禁盯著父親的臉看，他完全沒有顯露出怯懦的樣子。他沒有沮喪，也不是在逞強，而是自然而然脫口說出這句話。父親是真心這麼想，真是意志堅強的男人啊。

從此之後，父親就一直與前列腺癌共生。他定期注射賀爾蒙藥劑，也接受放射線治療。曾經有一段時間喝中藥，也曾服用抗癌處方藥物。癌細胞雖然沒有消失，但也沒有擴大。定期做血液檢查，PSA也在標準值上下游移。

我偶爾回鄉時，父親會很驕傲地笑著說：「身體只有這裡有問題，其他部分都很健康。」他一直都是血液檢查的優等生。仔細想想都已經七十、八十幾歲的人，除了PSA值以外都很正常，其實也滿厲害的。

不過，最近他的PSA值似乎有升高的趨勢，醫師也開了更強的處方藥物。

面臨原本事不關己的照護工作

「所以，為什麼會住院啊？」

這是我最在意的問題。該不會是癌細胞轉移了吧？我聽說前列腺癌經常會轉移至骨骼。

「那個……」妹妹簡短地說明了狀況。雖然不知道具體原因，父親的腸道功能變得非常弱，可能是服用多種藥物的副作用，所以引起長期便秘。本來想說過一段時間就會自然排便，但不管怎麼等就是沒有排出來。結果最後痛苦到無法忍受，立即到附近的醫院看診。

「醫生是說，假如放著不管，腸道有可能會破裂。我還在想真的會因為便秘而腸道破裂嗎？結果好像真的有這種事。如果就那樣放著不管，可能就出大事了。院方要我們轉到市民醫院，後來就馬上住院了。」

在醫院用了非常強烈的瀉藥後才順利排便，由於這樣的情形很可能是罹患大腸癌，所以斷食數日之後，為父親做了腸道的檢查。

「腸道內部好像沒有問題。」

總之，父親沒事。然而，住院這幾天母親、妹妹、弟弟都忙成一團。

「問題是回到家之後該怎麼辦。」妹妹很冷靜，她的情緒不會因為眼前的事而忽悲忽喜。

想想也是，那麼擅長忍耐的父親都去求助醫師了，可見當時真的很痛苦。不僅住院服用強效藥劑，還斷食做檢查，對父親來說一定是很大的打擊。

「他去上廁所的時候拖著腳走，結果跌倒都流血了，真的好可憐。」妹妹說著家人輪流住在醫院照顧父親的情形。

「如果是以前的爸爸，一定會說『我沒事，你們趕快回家！』這次卻一副希望我們陪在身邊的樣子。我要回家的時候還問『下次什麼時候會來？』很不像他對吧。」

聽了這段話，我可以感受到父親的無力感，同時，我也能了解妹妹的不安。住院時還有專家可以從旁協助，出院之後在家裡該怎麼生活呢？

其實，一直以來我都覺得照護是別人家的事。我之所以可以這樣想，不外乎是因為父母之前都很健康，我真的很感謝他們。

充滿生命力的父親或許可以奇蹟般地康復，我衷心期待那天到來，父親一定也為了不要給家人添麻煩而努力。然而，老化無情地持續也是事實，再怎麼用毅力與之抗衡也有極限。

父親若需要照護，就變成年過八十的母親和我底下的弟弟、妹妹必須擔負照顧父親的工作。身為長男的我該怎麼辦呢？

我突然面臨這個沉重的課題，雖然知道該來的終於來了，但是遲遲沒有「只要這樣做就好」的明確答案。然而，我也不能逃避現實。現在已經發生我必須處理的事情，自己不是旁觀者而是當事人。

我的腦海裡浮現很多想法，父親現在在想什麼呢？他是一個雙手靈巧的人，什麼都會。如果家裡漏水，他會輕巧地爬上屋頂迅速修繕；腳踏車爆胎，他也能輕鬆修好，就連庭院裡的樹木也是他親自照料。直到國中畢業前，都是父親幫我剪頭髮。這麼能幹又勤勞的父親，現在躺在病床上，因為斷食失去體力，缺少活動的雙腿才過幾天就瘦了一圈。

「人老了就是這樣啊！」感覺好像可以聽到爸爸這麼說。

先思考「喜好」與「價值觀」，再選擇治療方式

十二年前，因為父親罹患癌症，讓我能夠站在更接近當事人的立場看待癌症。採訪罹癌者之後，我發現了一些事。我想這些發現，應該非常接近癌症治療的本質。

父親的治療方式，朝賀爾蒙藥劑與放射線的方向進行。父母都決定遵從醫院的指示接受治療，這樣很好，不過我認為應該要搭配**替代療法**（西洋醫學以外的治療法）。提到治療癌症，最重要的就是提升免疫力。在醫院接受標準療程，對免疫力毫無幫助，有時反而還會損害免疫力。尤其是高齡患者接受強烈治療，風險會更高，像這種時候，替代療法便可以補足這一點。

當我思考要讓父親採用什麼替代療法時，有了新發現。

患者的家屬常常會去找對癌症末期也很有效果的健康食品，然後告訴患者「這個一定很有幫助」，熱心建議患者服用。然而，若是患者本人對醫院治療以外的事情毫無興趣，但畢竟是家人特地找來的東西，只好心不甘情不願地服用，最後就會逐漸把這些健康食品束之高閣。家人發現之後，就會責怪患者「為什麼不吃」，患者這時候也會回嘴，導致雙方爭執不下。

比方說，老公被診斷出癌症，老婆就強迫他攝取糙米蔬食。每天餐桌上都是蔬菜、糙米和味噌湯。老公抗議著：「這是人吃的東西嗎！」並且拒絕用餐，夫妻之間就開始吵架。

無論是多好的健康食品，又或者糙米蔬食多有效果，家人之間若感情不睦，就不會有好結果吧？總而言之，替代療法多如牛毛，患者可以有許多選項，不需要為了選擇一種方法而導致家庭不睦。

我在建議父親選擇替代療法的時候，發現選擇治療方法時應該注意的兩個重點：

1. 患者本人自己想嘗試。
2. 可以長久持續。

首先要分析患者的個性，找出患者自己會想嘗試的療法。比方說，我父親是一個非常頑固的人，如果不是自己認同的事情他絕對不會做。他是個寧折不彎的人，不合理的事情他絕不接受，屬於執著的匠人類型，常常不聽家人的勸告。說實話，對周遭的人來說，父親的性格非常難搞。

我想建議父親練氣功，因為我長年採訪氣功，親眼見證許多人因為練氣功得以維持健康、從疾病中康復，甚至預防癌症的復發。另外，透過氣功還可以感受大自然的恩惠，讓人際關係變得圓滑，使每天的生活更加豐富。

氣功可大致分為內氣功與外氣功。所謂內氣功就像呼吸法或太極拳那樣，藉由自己控制呼吸、活動身體，讓生命之源的「氣」遊走於全身。而外氣功則是由氣功師發氣，將氣送給身體狀況不好的人。我長年採訪氣功，自己和太太都已經學會外氣功，也親身見證並體驗過驚人的效果。

無論內氣功還是外氣功，我希望父親可以選一種練。不過，父親從以前就對氣功一點興趣也沒有。沒興趣就算了，甚至還把氣功和危險的宗教混為一談。我認真練氣功時，他也一副很擔心的樣子。因為父親是這種想法，所以即便我再怎麼以氣功的療效說服他，大概也是左耳進右耳出，只會抱持反對的意見。因此，一開始在選擇父親的治療法時，我沒能把氣功列入選項。

那到底要選什麼好呢？

我回想父親的言行，分析他的個性。他不是會唯獨依靠西洋醫學的人，以前身體狀況不好時，他不只會吃藥，還會嘗試自己熱灸足底穴道、啃食種在庭院的蘆薈。他曾說「這對身體很好」，然後就把梅乾的果核敲碎，吃掉裡面的小果實。從這個角度來看，即便氣功不行，其他的替代療法他應該聽得進去。

我還想起其他事情，在我小學的時候，母親突然病倒。我記得當時父親很慌張地說：「搞不好得了癌症。」然後採取了一連串行動。他騎著五十CC的小摩托車到處奔走。我還想說他在忙什麼，原來是去找當時很罕見的靈芝，據說靈芝是對癌症很有效的秘藥。

過了一段時間之後，他不知道從哪裡找來一塊像石頭一樣硬的塊狀物，把東西放在桌上非常自豪地說：「這個就是靈芝！」他把那塊靈芝熬煮過之後讓母親喝下。所幸母親並不是得癌症，馬上就恢復健康了。

這個記憶成為我的提示，父親似乎會相信「秘藥」這種東西。我心想：「好，那就來找找像靈芝那樣珍貴的特效藥吧。」只不過現在到處都有人工栽培的靈芝，感覺有點弱。有沒有什麼好東西呢？

就在我到處找的時候，友人告訴我一則非常有趣的資訊，我一聽，馬上拍案叫好。竟然在這麼剛好的時間點，讓我得到「秘藥」，更何況還是自己送上門來，實在太驚人了。

朋友打算從中國進口「冬蟲夏草」到日本販售，而冬蟲夏草是種植在西藏深山，只有中國的高級幹部才能服用的秘藥。雖然是否屬實真偽難辨，但對方是我認識很久的老友，所以我選擇相信他。

比起療效，冬蟲夏草這個名字非常好。所謂冬蟲夏草，是昆蟲的幼蟲寄生在菇類上的東西，冬天是蟲到了夏天卻變成植物（草），以前的人認為這是非常不可思議的生物，所以取名為冬蟲夏草。

不知道到底是蟲還是草，感覺非常神秘啊，據說從以前就被當作是治療癌症的特效藥。要找到冬蟲夏草也不容易，所以只有像皇帝那樣身分尊貴的人才能吃得到。而且友人讓我看的「秘藥」是液體狀，裝在有點年代感的瓶子裡，外表看起來就像是中國珍貴漢方的樣子啊。膠囊和顆粒看起來都太廉價，不符合父親的喜好。

如果是這個的話應該可行，我跟朋友要了幾瓶冬蟲夏草的精華液寄給父親。我當然也沒忘記加上一封信：「這是在中國的秘境採集的冬蟲夏草，只有中國的幹部官員才能喝得到。藥很珍貴，希望你認真服用。」

父親完全中了我設下的圈套，他非常坦率地接受我的說法，並且相當慎重地開始飲用秘藥。之後，母親打電話給我，說父親每天都定時定量，像在膜拜祈禱一般地飲用秘藥。我深信就算成分都一樣，機械式地送進嘴裡和滿懷感激地飲用，效果絕對不同。而且父親一定會把秘藥當成心裡的支柱，積極面對治療。

這一招果然奏效，雖然不知道是不是冬蟲夏草的療效，但在配合賀爾蒙療法、放射線治療之後，腫瘤標記馬上就恢復到正常值。

這裡還有另一個重點，就能否長久持續這一點來看，冬蟲夏草其實不合格。畢竟秘藥的價格高昂，如果只服用一、兩個月還無所謂，一、兩年的話經濟上不夠充裕就無法持續。父親連續喝了好幾個月的冬蟲夏草，雖然也曾想要繼續持續下去，但經濟上的確有些困難。

選擇替代療法時，有不少人會因為費用而傷透腦筋。我沒辦法對這些人說「錢和命哪個重要啊！」畢竟金錢的問題很現實。替代療法有很多種，只要認真找應該就可以找到便宜又有效的方法。想持續治療，必須一併考量能負擔的金額再做選擇。

我發現，**選擇療法時最需要考量的就是患者的「喜好」、「價值觀」、「個性」**。以前有句話說：「你就算能把馬牽到水邊，也不能逼馬喝水。」口不渴的馬不會去喝水，無論你再怎麼推薦「這個療法很棒」，患者本人要是沒興趣就拿他沒輒。

許多人對替代療法很反感，不反感但也不相信的人應該更多。這些人就是不渴的馬，就算你再怎麼告訴他「水很好喝」，他也無動於衷，因為替代療法本就不在他的選擇範圍內。這並不是一件壞事，個人的喜好和價值觀別人無法置喙。

然而，帶他到水邊去晃一晃倒是值得一試，之後要怎麼做就交給他本人自己判斷。只是告訴對方「有這樣的療法喔、有這樣的效果喔」等資訊，不逼迫接受。如果患者本人有興趣，可以引薦該療法的醫師，當然也可以聽聽過來人的看法。

大家經常討論抗癌藥物的問題，但我認為不要光討論好壞，而是要配合患者的「喜好」、「價值觀」、「個性」再做選擇。例如具有充沛體力，擁有能克服痛苦與困難的精神力的人，說不定就很適合進行抗癌藥物治療。

因為我長年採訪替代療法，所以常有癌症患者的家屬問我：「有沒有除了醫院療程以外的好療法？」在我的父親罹癌之前，我總是連珠炮似地告訴家屬有什麼療法、有哪些藥物、會有什麼效果等，將自己所知的資訊全部說出。

然而，站在接近當事人的角度之後，我開始會詢問患者是不是能接受替代療法的

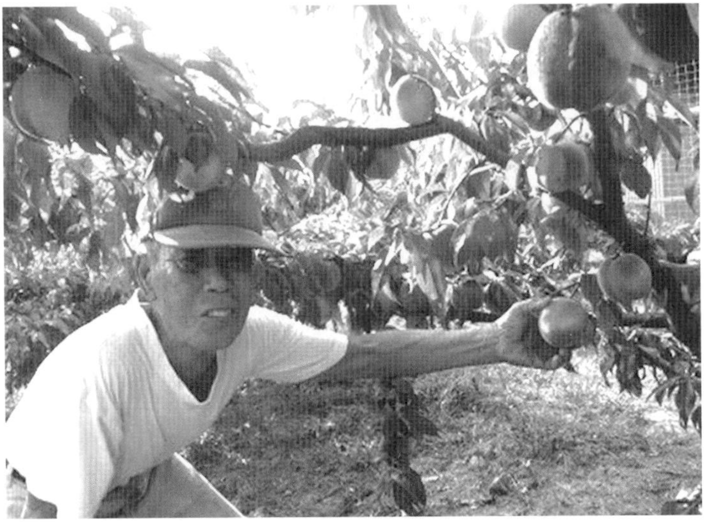

撐起小原田一家，努力至今的父親——小原田慎一郎。

人，也會詢問對方對「氣」這種肉眼看不見的世界有什麼看法。我會告訴他們父親和冬蟲夏草的例子，藉此傳達患者的喜好有多重要。此外，經濟層面也很重要。以這些為基礎，再進一步深入討論療法，我也會透過這些資訊判斷該介紹哪位醫師給對方。

我認為最好不要把焦點放在治療法上，因為患者才是主體。父親用秘藥就擊中紅心，也是因為父親的個性就是如此，我只是投其所好。正因為是我父親所以才奏效，所以其他人應該要嘗試適合自己的作法才對。

不是讓人配合療法，而是讓療法配

合人。父親罹癌的這件事告訴我，這個觀念非常重要。

年紀輕輕就亡故的兄弟之死

進入二〇一八年後，父親的病情時好時壞，身體漸漸變得衰弱。

讓我覺得不可思議的是，父親健康時我對他的一生是如何度過的沒什麼興趣，但是當他陷入生死關頭的時候，我反而很想了解。現在，他已經沒辦法好好和我聊天了。樹欲靜而風不止，子欲養而親不待，當你想了解父母的時候，通常都太遲了。

現在回想父親的往事，總是有許多令人費解的地方。父親的名字是慎一郎，他在八個兄弟姊妹當中排行老六，是第四個兒子。長男、次男、三男分別名為昌平、文彥、真平。

為什麼父親不是長男，卻取名為「一郎」？因為次男出生沒多久就夭折，所以父親出生時已經有長男、三男。儘管如此，父親還是取了慎一郎這個很像長男的名字，就連他自己也不知道原因。

可能是因為名字的關係，父親踏上長男的人生之路。父親年幼時，三男真平被送到京都的親戚家當養子。接著，在昭和二十一年（一九四六年），哥哥昌平從戰地回家的途中病死。結果由父親繼承小原田家，一直肩負著「一郎」的責任生活。他十五歲就開始接掌家裡的農耕工作，趕牛耕田、為了照顧農作物而滿身泥濘，還要流著汗水收割稻穀。

我的祖父比較內向，似乎不太喜歡從事農業，所以父親從十五歲開始就全權管理農耕工作。我就讀小學時，父親一邊務農一邊開始當砌磚工匠。他天生就手腳靈巧，模仿師傅的動作學得很快，技巧一天比一天好。後來父親自己獨立出來，和母親一起全年無休、從早工作到天黑。他的人生一直肩負著「長男」的責任，拚命想守住祖先歷代傳下來的家和土地。

父親再過不久就要迎接米壽了。他應該對虛弱的身體感到煩躁，也每天意識著「死亡」過日子。現在，父親對死亡有什麼感覺呢？

父親心裡有很多個死亡的情景，那些情景都伴隨著悲傷。最近，我只要想起父親，心裡就會湧現奇妙的情緒，感覺就像他心裡的悲傷朝我襲來一樣。

那些悲傷，源自親人之死。父親的兄弟姊妹當中，有三人年紀輕輕就死亡。過去我只知道曾經有這些的人存在，以及他們如何離世的片段，從來沒有想過他們是抱著什麼心情死去，父親又是抱著什麼心情目送他們離開人世？他們對我來說只是像墓誌銘一樣，是幾個刻在記憶裡的名字而已。

現在在父親的心中，早一步過世的兄弟姐妹們以什麼樣的形式活著呢？長男昌平、長女房子、五男昌男，他們死亡的情景又是如何呢？

長男昌平自太平洋戰爭的戰地回國時，在歸途中亡故。他被派到婆羅洲當通信兵。據說他擅長畫畫，經常把當地的風景畫成漫畫明信片寄回家。老家神龕的抽屜裡，至今仍留著一些昌平寄回來的明信片。我看過好幾次，他用鋼筆描繪流暢的線條，特殊的筆觸看得出來的確很會畫畫。看他的筆法，感覺應該能成為專業的漫畫家，如果還活著的話，應該會過著非常有趣的人生。

戰爭結束，終於能回家了。軍人一一搭上回鄉的船隻，船一路向北航行，再過幾天就能回到祖國的土地，也能見到父母與兄弟姊妹。他是用什麼心情眺望海面呢？歸途中已經不會再被魚雷或敵軍的飛機攻擊了，大海一片平靜。

昌平在快看到石垣島時感覺身體有異狀，他發燒了，覺得全身畏寒。好幾天前戰友也因為瘧疾而苦不堪言，戰友那麼期待回家，卻可能撐不到回到日本了。昌平希望戰友快快好起來，所以拚命照顧命懸一線的戰友。昌平自己也因為長期在戰場上生活而體力下降，船上的糧食又不充裕，待在患者身邊遲早會被傳染。結果，昌平也染上瘧疾病倒，縱然故鄉近在眼前，他卻已經前往另一個世界了。

回到家裡的，只有裝在瓶子裡的一截小拇指。朋友從遺體上切下，幫他帶回家。當時父親才十五歲，看到聰明又可靠的大哥回家時只剩下一截小拇指，有什麼想法呢？那截小拇指，至今長眠於故鄉的墳墓中。

長女房子死於結核病。當時房子還有一個剛會走路的年幼女兒，雖然想餵她喝奶、想擁抱她，但若是傳染了結核病就不好了。所以房子離開婆家，回到娘家療養身體。她的身體日漸衰弱，沒有痊癒的希望。難道無法見可愛的女兒一面，就要這樣離開人世了嗎？我想她一定很悲傷、寂寞。

她二十幾歲就結束短暫的一生，最後那段時間，不知道有沒有見到女兒一面。當時父親也才十八歲。

五男昌男是個調皮鬼，現在老家還留有他爬上柿子樹扮鬼臉的照片，簡直就是個小淘氣。小學二年級時，他突然因為意外去世。當時隔壁村子傳來祭典敲鑼打鼓的聲音，昌男和朋友正在田裡玩耍。

「好想看看祭典喔。」兩個人這樣說。

田邊有一座鐵塔。爬上鐵塔的話，說不定就能看到祭典的情況了。昌男很擅長爬樹，所以沒道理不爬上鐵塔，所以昌男和朋友兩人一前一後，開始攀爬鐵塔。爬到某個地方時，昌男瞬間受到強烈的衝擊。因為觸碰到鐵塔上的高壓電線，昌男全身焦黑地從鐵塔上墜落至田中。

父親曾經告訴我，他還記得祖父抱著昌男的樣子。那時昌男的氣息非常微弱，已經沒有救了。

「爸爸，我好痛，好痛喔！」昌男痛苦地喊著。

「爸爸，我會死嗎？就這樣死掉嗎？」聽得出來，昌男相當惶恐不安。

「不會的，爸爸會陪著你。」祖父安慰著昌男。隔天早上，昌男就在祖父的臂彎中，嚥下最後一口氣。當時父親十一歲，經常和昌男一起玩。對父親而言，昌男是可愛的弟弟，他一定很懊悔，心想如果自己在身邊的話，就不會讓昌男爬上鐵塔了。

短短七年之間，昌平、房子、昌男等兄弟姊妹一一亡故。雖然那是比現在更容易遇上死亡的年代，但父親也不可能因此就以平常心看待家人死亡。祖父和祖母不知道嘆了多少次氣，這些事情對父親還有其他兄弟姊妹來說，應該也是永生難忘的沉重記憶。

故鄉就在眼前的昌平、留下幼女而亡的房子、活不到十年的昌男，這些去世的故人不可能毫無遺憾地前另一個世界。懊悔、悔恨、遺憾，他們和悲傷一起脫離肉體，只活在父親等少數人的記憶之中。

能夠長長久久享受人生的思考方式

我心想父親的人生可能就要畫下句點，腦中浮現各種想法。我從來沒有這麼深刻思考過生與死的問題。如果是自己死亡會怎麼樣呢？面對死亡雖然會感到恐懼和不安，但也有點期待屆時腦海裡會浮現哪些事情。

在思考死亡之前，即將邁入六十大關的我，應該先思考該如何度過老年。我當然希望自己能長壽。長長久久地活著稱為長壽，原本是件可喜可賀的事，所以日本文化當中還留有慶祝還曆（六十歲）、古稀（七十歲）、喜壽（七十七歲）、傘壽（八十歲）、米壽（八十八歲）、卒壽（九十歲）、白壽（九十九歲）的習俗。更何況百歲，根本就是值得舉雙手歡呼的長壽。

然而，高齡者越來越多之後，長壽就不再是可喜可賀的事了。全日本超過百歲的人口將近七萬人，幾乎等於一個小城市的人口數。一九六〇年代只有一百五十人至二百人左右，一九八〇年代也只有一萬多人，所以當時長壽仍然是值得慶賀的事。況且，要是百歲人瑞都很健康，長壽社會就感覺充滿希望，但實際上臥床不起以及失智症的人數很多，我相信有很多人都在想長壽又不敢長壽之間糾結不已。其實大家都想長壽，卻因為無法安心過著長壽的生活而動搖。

何謂長壽？難道就只是延後死亡的時間嗎？這樣未免太寂寞了。畢竟，人不是只要活著就好。

人為了什麼而長壽？健康的目的是什麼？如果想長壽，不是應該要先思考這些問題嗎？

立川昭二先生的著作《江戶的老年文化》指出，日本人開始關心健康與長壽是在江戶時代的元祿時期（一六八八至一七〇三年）之後。江戶之前的戰國時代處於戰亂，社會動盪不安，糧食總是不足，就算生病也無法好好休養。人光是活著就已經竭盡全力，根本沒有餘裕思考健康問題。

剛進入江戶時代時，武士與庶民都為了適應新社會而手忙腳亂。習慣新時代之後，不僅天下太平，經濟也快速成長，所以百姓們每天都過著快樂的生活。他們沉迷於賺錢和玩樂，健康這種事當然放在第二甚至第三順位，就像一九八〇年代後半的泡沫經濟一樣，每個人都忙於賺取財富，以「二十四小時全天備戰」的態度，工作到身體不能動為止。當時沒有人會為了健康避免過度疲勞，每個人都以勢如破竹的魄力一直往前衝，那就是江戶時代初期的狀態。

到了元祿時代，社會終於漸趨安定，人們也開始比較有餘裕了。此時，進入穩定成長的時代。就像泡沫經濟結束，持續一陣子的混亂之後，進入二十一世紀的日本終於穩定下來，當時就像現代日本的狀況一樣。

此時，人們才第一次開始思考自己與家人的健康。原本對外在事物的關注，現在開始轉向內部。醫者的人數逐漸增加，而且藥物開始大流行，據說市面上還大量出現健康書籍。這一點也類似現代的情況，醫院裡的患者越來越多，藥物和健康食品業界生意昌隆，書店裡也充滿「靠某某方法就可以變健康」的相關書籍，其中還不乏暢銷書。元祿時代是不是令人很有親切感呢？

元祿時代的超級暢銷書之一，是貝原益軒撰寫的《養生訓》。該書並非醫學專業書籍，而是以一般民眾為對象，講述「這樣做就會變健康喔」等內容。這本書是引領當時健康風潮的書籍，如果到了現代，貝原益軒一定大受電視或雜誌的歡迎。

《養生訓》至今仍是廣受歡迎的書籍，有好幾家出版社將原書翻譯成白話文出版，解說書籍也種類繁多。都已經是三百年前的書了，為什麼大家至今仍在閱讀這種古書呢？現在書店有各式各樣的書籍，據說每天有數百本新書出版，有哪一本能流傳到三百年以後呢？如果《養生訓》只是單純的健康書籍，不可能從江戶時代到現在長時間廣受大家喜愛，能夠維持這麼長久的暢銷一定有其理由。我曾經詢問過對《養生訓》非常熟悉的帶津良一醫師，為什麼這本書能流傳這麼久。

帶津醫師回答我：「養生訓不只是講述健康法則的書籍。內容提及人應該如何生活，無論哪個年代都適用，大家讀了都會覺得恍然大悟，所以長久以來才會獲得大家喜愛吧。」

養生就是供養生命，不見得專指健康。除了與生命相關的一切，還包含死亡，這種供養生命的方法就稱為養生法。供養生命不是指不生病，疾病有時也會滋養生命。譬如，有人曾因為大病一場而發現大自然之美或溫暖的人情味，內心充滿感謝。比起只為滿足自己的慾望而生，這種生存方式明顯水準更高。當然，這也等於是供養了生命。

帶津醫師說：「心動對人來說很重要。因為吃到美味的食物而心動、因為愛上美麗的女性而心動、因為工作順遂而心動……只要能對任何事情都感到心動，就能提高生命的能量。養生訓當中寫了很多心動的方法，讓人感受到作者每天都過著心動的日子。」

聽完醫師一席話，我馬上前去購買講談社學術文庫出版的《養生訓白話文譯本》來閱讀。才翻到第二頁馬上就出現精彩的內容，真的很令人心動。因為作者已經寫出針對長壽、老年所追求的答案。

「人生應當盡情享受。獲得全世界的財富卻短命，根本毫無意義，財產堆得像山一樣高也沒有用處。由此可知，天下再也沒有比無為自然、保健身體、活得長長久久更幸福的事了。」

長壽是為了盡情享受，人生最大的目的就是盡情享受，在充分享受、感覺幸福之後死亡。

長壽和健康都是享受的手段，這個答案還真是明快啊。

江戶時代的人把人生的目標放在老年

雖然說要盡情享受，但其實這個概念也很模糊。到底要享受什麼呢？

益軒在八十三歲時寫完《養生訓》，內容應該是按照他自己的生活方式撰寫。他在八十五歲時逝世，當時的平均壽命為三十至四十幾歲。有可能當時因為很多幼童病死的案例，所以拉低平均壽命，不代表每個人都年紀輕輕就死亡。即便如此，若以現代的觀點來看當時的八十五歲，已經是超過百歲的壽終正寢。江戶時代十五位將軍的平均壽命為五十一歲，所以當時只要年過五十，應該都已經隨時做好迎接死亡的準備了。

益軒究竟享受了什麼呢？他曾撰寫包含《養生訓》在內超過二百冊的著作，而且幾乎都是在晚年寫成。益軒的晚年熱衷於寫作著述，這應該就是他所謂的享受吧。

他年輕時並不是作家，原本是隸屬於福岡藩的儒學家兼醫師，簡單來說，就是一般的上班族。他七十歲退休，從此之後便專心從事撰稿工作。同年齡的朋友大多都已經前往另一個世界了，他其實可以過著輕鬆愜意的隱居生活，但卻選擇投入自己的「嗜好」，完成非常精彩的作品。不過，十五年創作二百冊書籍實在很驚人，應該是因為他真的很享受，才能做到這個程度。

伊能忠敬比益軒晚一百多年出生，這個歷史教科書上經常出現的人物，應該很多人都聽過他的名字。他靠自己的雙腳踏遍全日本，製作出日本地圖。他也不是從年輕時就從事測量工作，更沒有學習過地圖的繪製方法。從前他是名商人，曾經從事村落的自治工作，也擔任過類似村長的職務，每天過著忙碌的日子。除了應付眼前的工作外，應該沒有其他閒暇時間。

忠敬在五十歲時開始進入退休生活，當時，他對曆法和天文學產生興趣。或許是受到了什麼刺激，所以選擇退休並正式開始在江戶學習知識，據說他的師父差不多才三十歲左右。他憑藉著學到的知識，前後花費十七年走遍全日本測量，製作出《大日本沿海輿地全圖》。忠敬在地圖完成前一刻逝世，老年都在製作地圖中度過，照理說應該完全沒有放鬆的時間，但他非常享受老後的生活。忠敬享年七十三歲，也很長壽。

當時，人們不像現在擁有選擇職業的自由，男性繼承家業是理所當然的事。益軒的父親是福岡藩的祐筆（事務官），所以他理所當然也在福岡藩任職；忠敬在商家當養子，所以也必須繼承家業。當時的工作是依照所處的環境來決定，與個人喜好無關，如果有什麼想做的事或者夢想，只能等到退休之後再實現。

江戶中期的人們不會把人生的目標放在年輕時期，而是放在老後，這就是那個時代的人生觀。現在人們把退休之後的時間稱為「餘生」，但江戶時代的人則是把青壯年當成準備階段，就像飛機還在跑道上準備一樣，真正起飛的時間反而是

五十、六十、七十歲之後。現代的高齡者就像著陸之後緩緩往機庫前進的飛機，江戶時代的老人則像接下來要一路衝天的飛機。是我的話，當然會希望自己能活得像江戶時代的老人。

如果貝原益軒和伊能忠敬是戰後嬰兒潮出生的團塊世代，情況會是如何呢？他們會默默接受自己被當成是二〇二五年（團塊世代成為後期高齡者的時間）的大問題嗎？會氣得面紅耳赤，大罵：「開什麼玩笑！」還是會毫不在意，默默繼續做自己想做的事情呢？

就算飛機已經著陸也能再度起飛，應該還有剩下的燃料才對；即便身體有點問題甚至是生病，還是能做很多事。無論到了幾歲，還是要融入社會，再一次大顯身手才行。這樣的老年生活，豈不快哉？

過著不貪心、滿足而快樂的生活

《養生訓》當中寫到老年生活的樂趣為何，以及如何享受每一天的方法。益軒認為「人生有三大樂趣」，並將此稱為三樂。

第一樂為立身行道、不行差踏錯、樂善好施。第二樂為身體康健、心情暢快。第三樂為長壽且長久享受樂趣。

雖然是做自己喜歡的事，但也不能單純享樂，更不能傷害別人或造成別人困擾，最好同時能讓人感到歡喜。若身體不健康，就無法繼續做自己喜歡的事。做喜歡的事，必須擁有健康的身體。好不容易找到的樂趣，當然希望能長長久久持續下去，為了做到這一點，人必須長壽。我想益軒應該是指這個意思吧。

如何享受每一天？針對這一點益軒的答案非常含蓄。

那就是**「把一天當成十天享受」**。

上了年紀之後，剩下的時間就變得越來越有限。益軒告訴我們不要閒散地度過人生，而是要把一天當成十天用，精實地度過每一天。如此一來，只要努力十年，就等於活了一百年。年輕時總會誤以為自己有大把的時間，所以難免虛度光陰。因此，退休之後無論工作還是玩樂，都要更有意義地使用時間才行。

「身為凡胎肉體，人生在世難免不能順心如意。對自家子弟甚或旁人，要寬恕其過失，不可苛責。當然也不能動怒或心生怨恨。」

「就算自己的生活不幸、過得不富裕，旁人又任性不講理，也要當成浮世之常態，無須為自己的天命煩憂。隨時保持心情愉悅，度過每一天。」

我對這些話的解釋是：「想要享受人生，對任何事情都抱著某種程度『得過且過』的想法很重要。」人很容易就會把目光集中在不足的地方，以那裡不好、這裡不對的理由指責對方。做這種事其實一點好處也沒有，只會讓自己更煩躁。如果吵起架來，更會導致心情不佳。畢竟自己也有很多不足的地方，所以要懂得接受對方的缺點，抱著彼此都是有缺陷的人，應該要好好相處的心情與旁人交往。

日本有放棄的文化。還有從放棄之中找出美感的感性。放棄並不是隨便應付了事，而是察覺狀況、了解極限，發現「只能到此為止」的時候就乾脆地轉身離開。

日本人之所以酷愛櫻花，就是因為櫻花盛開之後很快就會落盡，從不長久展現自己的美。如果櫻花會盛開一整個月，大概就不會如此打動人心了。因為櫻花會轉瞬落盡，所以才美；因為人有缺點，所以才好。若是可以用這種心情待人接物，一定能快樂度過每一天。

「人老之後，多一事不如少一事。切不可好事，不可多管多問。」也就是說，要選擇自己想做的，不能每件事都想插手。對人對事都不能太過貪心，必須集中精神在想做、能做的事情上，也不要過於苛求最後的成果。

年輕的時候會因為野心而目光閃耀，也會因為戰勝周遭的人而發出勝利的呼喊。因為那就是成功的象徵，讓人還想繼續向上。連天上的雲都想得手的魯莽貪欲，會讓年輕人成長。

上了年紀之後，就不需要這種貪欲了。當然也不需要與人競爭，自己覺得好就好，這樣就已經是滿分。譬如運動，年輕時會執著於贏得比賽、贏對手，因為有這份執著才會成長。然而上了年紀之後，就能把勝負放在一邊，沉浸在可以從事這項運動的快樂。管它做得好不好，光是能投球、打球、踢球就已經很享受了。工作上也是如此，成功、成為有錢人、成名等慾望都只有年輕時需要。人老了之後，反而能享受工作的方式。找出工作的樂趣，如果能對社會有所助益就更好了。

貝原益軒當初應該不是為了寫出暢銷作而完成這本書，伊能忠敬也不是為了在歷史留名才去繪製日本地圖，他們都只是盡情享受自己想做的事情而已。結果造就了傳世超過三百年的超長銷書籍，以及為後世津津樂道冠上「日本第一份地圖」之名的曠世巨作。無論是著作或測量，他們年輕時的經驗想必都有派上用場。

二〇二五年後期高齡者的問題的確很嚴重。然而，抱著「那又如何」的心情，把精神放在自己身上，摸索想做的事。找到想做的事之後，試著全心全意投入，就可以讓老年生活更加充實，社會上也會出現更多生龍活虎的老人家。

如果有更多人認為老年才是人生的開始，那麼二〇二五年的問題不就能迎刃而解了嗎？我認為，這個社會是充滿希望之光還是被黑暗吞噬，其實都取決於老人世代。希望之光必須靠自己打造，學習益軒、忠敬，讓老後人生大放異彩，這就是老人能為社會貢獻的重要工作。從這裡不就能找到長壽的意義與快樂嗎？

我的父母都很長壽，他們是否有感受到其中的快樂呢？或許他們沒能像江戶時代的老人那樣，然而重點不在他們做了什麼，只要能肯定自己的人生，就已經合格了。

我不知道自己能活到幾歲，不過我希望自己能不放棄、不貪心，做好想做的事。雙親如何度過生老病死的各個階段，無論正面、負面都會成為我重要的參考指標。

從二次癌末中生還，進入充實的老年生活

照片中，在稻田裡開心舉起稻穗、笑得開懷的男人是大野義夫先生。因為我們已經認識好幾年，所以我總是親暱地叫他阿大。這是二〇一七年夏天拍攝的照片，在燠熱的夏日裡，阿大滿身大汗操持著農務，臉和手臂都曬得黝黑。

仔細看看周遭就會發現，有很多人都在老後開始自己真正的人生，這裡介紹的阿大也是其中之一。雖然不是有意為之，但是在他的生命中發生一連串比連續劇還精彩的事件，使得阿大在年過六十之後，開始進入人生的充實期。我希望各位聽聽他的故事。

這張照片的主題是：「你看看這稻子的根部！」現在一般農家種植的稻作或蔬菜，根本不像阿大種的稻子那樣，擁有漂亮的根部。因為現在的農家都使用大量肥料，所以作物的根部並不發達。以稻子的觀點來看，農田隨時都會補充養分，所以自己根本

不需要特地生根去獲取營養，因此只會長出一點弱小的根部。

因為有灑肥料，所以土壤以上的部分都長得很高大，但根部卻很弱小。如果用人類比喻，就像是上半身過胖但腰部以下乾瘦的人。由於重心很高，所以颱風一來，很輕易就會被吹倒了。只要去看看颱風過後的水田就能明白，可憐地稻子被吹得橫躺一地。可憐的不只是稻子，種植的人也很辛苦。如果颱風在收割前肆虐，農家真的會很辛苦。

然而，阿大的稻田不一樣。即使颱風把其他稻田的稻子吹倒，阿大的田也幾乎沒有受到損傷。因為他種的稻子根部很強健，就算大風吹襲，在地底下盤根錯節的稻根也會堅強地撐住，絕對不會倒下。為什麼他能種出這樣的稻子呢？

因為他採用不施肥、不灑農藥的自然耕種法。想種出好作物，土壤很重要，阿大的目標是從事引出大地原有力量的農業。

阿大在二〇一六年秋天開始務農，那是他六十五歲的起點。他在故鄉千葉縣鴨川市，租借已經不再耕種的水田與旱田種植蔬菜，同時也開始準備培育水田。因為他打算從事自然耕種，所以難度很高。然而，第一年種植的洋蔥、馬鈴薯、黃豆和毛豆都大獲成功。此外，還種出這麼漂亮的水稻，我只能說他真是太厲害了。

他一大早就起床，從位於千葉市的住家驅車前往鴨川。工作一整天之後，有時住在親戚家，有時很晚才回到自家。他一直過著這樣的日子，總是目光如炬，讓人感覺現在就是他人生最充實的一段時光，每個人都會認為他是一個非常健康的人。不過，事實卻完全相反，這一點非常有趣。

「阿大他曾經罹患癌症喔！」只要我這麼說大家都會很驚訝。

「而且還是癌細胞擴散到全身的末期。」這樣一說大家就更吃驚了。

「癌細胞雖然一度消失，但是四年後又再度罹患癌症，這次也是末

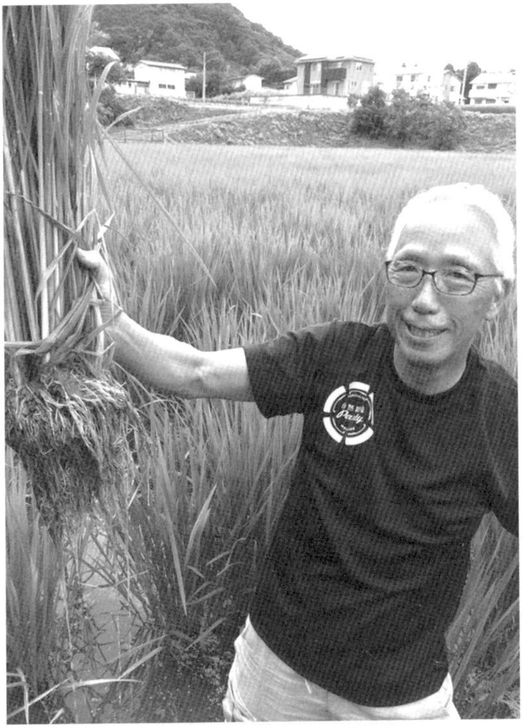

思考治好癌症之後要做什麼的阿大。

期。」說到這裡，大家都嚇得合不攏嘴了。是的，他接連兩次都從癌症末期生還。

癌症末期仍能康復的例子很常見，還有人把這樣的經歷寫成書出版。然而，阿大對我來說，不是文字或影像，是眼前活生生的案例，而且還發病兩次，這一點令人記憶深刻。他和我相遇，成為他上演癌末生還劇的契機。對我來說這也是深深刻在腦海裡，永遠難以忘懷的記憶，就算哪天我往生到了冥界，這段記憶也能讓我得意地到處說嘴。

暫且先略過讓我得意的部分。我曾經問阿大，現在是以什麼樣的心境度過六十歲後半的人生。

「我十九歲開始賣菜，直到得癌症為止，一心都只想著賺錢。」阿大苦笑著開始訴說他的人生。他剛開始做買賣時，千葉市的市場約有一百六十家蔬菜商。當然，一開始的時候他敬陪末座，但十年之後，他成為了市場的銷售冠軍。

「當時我一直在想怎麼樣才能賣得好、賺得多。買賣就是競爭，所以我也曾經做過貶低對手的事情。」

如何便宜採購、如何高價賣出、如何大量賣貨？從早到晚，頭腦裡都只有工作。做買賣的世界非常殘酷，一不注意就會被淘汰。現在，阿大的店以千葉縣為主，總共有十家以上的分店。要擴大到這個程度，想必不是易事，可見年輕的阿大經過多少努力。

然而，年近六旬又罹患癌症之後，讓他的心情大幅轉變。

「醫師宣告是癌症末期的時候，我真的眼前一片黑暗。當時被說我只剩半年壽命，尋遍良醫也沒有好轉。幸好有緣遇到好的療法而康復，但又再度罹患癌症。這次又康復，我這條命真的是獲得太多幫助了，任誰都會覺得這一定是老天要我做些什麼吧。這個時候，我得知福利事業所正在為從事自然農耕的身心障礙人士爭取多一點工資，突然發現自己該做的事就是這個。我完全沒有迷惘，馬上就決定要從事自然農耕並在鴨川租了農地。」

這一段經歷我也有一起參與，所以非常清楚。

當時重度身心障礙者在福利事業所工作，每個月的薪水只有一萬五千日圓左右，這種程度就算再加上身心障礙者的補助津貼也無法自立生活。事業所只能承接簡單的工作，所以這也是沒辦法的事。是不是能夠讓他們從事更有價值的工作增加收入呢？愛媛縣一位四十幾歲名為佐伯康人的男性，為此挺身而出。

佐伯先生的三個兒子都罹患腦性麻痺，因此他更能站在身心障礙人士的角度，思考該如何是好？經過各種試錯，他找到的答案就是自然農耕。到處都有棄耕的農田，所以即使是身心障礙者也有能負擔的工作，甚至有些工作身心障礙者更能勝任。只要大家分工合作，完成自己能做的部分即可。如此一來，一定能種出農作物。

佐伯先生尊為師長的木村秋則先生，成功以無農藥的方式栽種蘋果。在書籍與電影《這一生，至少當一次傻瓜》中介紹了他的故事。經過重重辛勞、在不灑農藥不施肥的情況下種出的蘋果，堪稱傑作。我也曾經在《木村先生的蘋果》一書中，描述木村先生所做的事情與他不可思議的經歷。

木村先生對佐伯先生想做的事有所共鳴，於是仔細指導蔬菜、稻米、果樹的栽種方法。佐伯先生想盡各種方法，讓身心障礙者能夠更方便務農。藉由加上自然農耕這個附加價值，只要找到通路就能提高收益，然後就能將收益回饋到身心障礙者身上。這雖然不是一條簡單的路，但佐伯先生仍然實現了夢想。現在，這個行動以「自然農耕派對」之名擴展到日本全國，阿大和我也都是成員之一。

「我到目前為止，都用是否划算來判斷事情。我不知道自然農耕划不划算。但是聽了木村先生和佐伯先生的故事，我覺得做這件事情很有意義。我以前做的事情，或許能賺錢，但是你問我有沒有意義，我無法充滿自信地回答。年輕時，我把在商場成功當成動力，一直拚命努力。現在，我感受到從事自然農耕的社會意義，投入其中樂此不疲。接下來，我也計畫參與社會福利的工作。」

阿大連今後的願景都很明確。他心裡已經有要在這條路上勇往直前的覺悟了。回首看過往，年輕時的努力都是為了現在起飛的助跑。年過六十之後，一鼓作氣來個大跳躍，光是在旁邊看都會覺得很感動。

我想，這也是一種很痛快的生活方式。

由死見生的人生觀

「你為什麼會產生這麼大的轉變呢？」我曾這樣問過阿大。

他馬上回答我：「應該是因為癌症吧！」

第一次治好癌症之後，他原想今後就做自己喜歡的事度過餘生。他已經做好決定，從原本以工作為主的生活，切換成以享樂為主的人生。要享受什麼好呢？他很喜歡打高爾夫，所以開始過著比以前更常去打高爾夫的生活。當時很快樂，也覺得這樣過日子就好。

結果，就在這時二度罹癌。

「怎麼又……」他很驚訝，但這次癌細胞又消失了。「癌症治好之後，我去參加帶津良一醫師在群馬縣赤城山舉辦的養生塾。那是兩天一夜的活動，晚餐時間我剛好坐在醫師旁邊。當時，醫師問我『大野先生，你的癌症是怎麼治好的？』雖然不知道醫師為什麼這樣問，但我真的嚇了一跳。醫師的這一句話，讓我思考了很多事。」

為什麼會得兩次癌症？為什麼兩次都痊癒？會不會是有什麼事要我去做？一直沉迷於高爾夫真的好嗎？阿大一直自問自答。他每天都在思索自己該做什麼，卻找不到答案。此時，他聽到木村先生和佐伯先生的故事，因此找到感覺，並且馬上付諸行動。

進行自然農耕的過程，充滿不順人意的事情。曾經因為持續降雨無法收成，也曾因為播種的時間不對，導致作物無法發芽。失敗接二連三的來，但阿大說：「我覺得很開心。」

「高爾夫和務農哪一個比較讓你開心？」我問了一個有點刁鑽的問題。

「都很開心，但是我在稻田和菜園裡的時候覺得很幸福。如果可以種出很棒的農作物，那就更好了！」他一臉開心地回答。

我想阿大應該沒有讀過《養生訓》，但他卻實踐了益軒所說的「享受論」。每個人享受的方式都不同，享受高爾夫當然也不是什麼壞事。不過，如果能再加入阿大所說的「對社會有所助益」、「讓其他人開心」等元素，享受的等級不就變得更高了嗎？

「想到自己可能會因為癌症而死，這一點對我的影響很大。雖然目前我還是沒找到自己到底為什麼而活的答案，但是已經開始去思考這件事。」看著阿大由衷地訴說這一段話，身為聽眾的我心裡也充滿歡喜。

我打從心裡認為阿大能把癌症治好，真是太好了。如果俯瞰阿大的一生，說不定罹患癌症是一件好事，一定是這樣沒錯。

阿大曾經說：「或許是由死能見生吧。」

這究竟是什麼感覺呢？我並不清楚。曾經面對死亡的人才能說出如此意味深長的話。對我們來說，癌症之所以會是這麼印象深刻的疾病，是因為癌症與死亡直接相關。雖說早期發現就能根治，但只要被診斷出癌症，幾乎所有人都會意識到死亡。更何況是像阿大那樣，被醫師直接宣告剩餘壽命，當事人會怎麼想？

罹癌患者的煩惱，皆由癌症將與死為伍而生。縱使人必有一死，但健康的人都不太會去思考死亡。一旦被診斷出罹患癌症，死亡就突然出現在眼前了。然而正因為如此，人們才會像阿大那樣思考「自己究竟為什麼而活」，在看見死亡之後，才第一次意識到自己活著。

說不定人老了悲傷和煩惱會隨之而來，正是因為老化也與死亡為伍。雖然不像癌症那樣給人強烈的印象，但人在無意識之中，應該也會感受到年老的自己正在邁向死亡。自己今後會變得如何呢？變老之後一定會因為死亡急速接近而感到不安。就像被宣判罹患癌症的人一樣，人在變老的時候，不也會出現相同的心境嗎？

我採訪了包含阿大在內，超過五十名罹癌患者的經歷，大多數的人在被宣判罹癌的時候都會感到非常震驚。那份衝擊，一定就像突然被推入海裡一樣吧。

我明明不會游泳，卻每年都到小笠原參加與海豚共游的活動。我第一次和海豚共游，是在巴哈馬的海域。對我來說，當時要潛入深海只有滿滿的恐懼，然而習慣大海之後，我發現只要放鬆身體就會自然而然浮起。即使不會游泳，只要身體浮在水面上就行了，絕對不會因此溺水的。當我了解這一點之後，恐懼便自然而然地消失，也有餘裕能欣賞海豚。我以前曾經那麼害怕大海，現在就算不會游泳也能樂在其中。

就像我害怕大海一樣，患者也會因為罹癌而墜入恐懼與不安的死亡之海，該怎麼做才不會溺水？該怎麼做才能浮起來？他們是否能在掙扎之中得到答案？尤其是像阿大這樣癌症末期仍然生還的人，一定學會在恐懼與不安的大海中游泳的方法。那是否就是「由死見生的方法」呢？從生或死的角度來看待「老化」或「長壽」，應該會得到不同結果才對。

第二章開始，我想梳理介紹那些罹患過癌症的人，在灰暗或者黑暗的海中學到的事情。這些案例對因罹患癌症而苦惱，以及邁入老年擁有相同煩惱的人而言，都是在死亡之海裡非常值得參考的游泳方式（生活方式）。就算是身體健康的人，死亡也總是常伴左右，不知道什麼時候會突然來臨。只要瞭解由死見生的生活方式，就能讓健康的現在更加充實。這些都是罹癌患者的寶貴證詞，我由衷地想把他們的故事傳遞給各位。

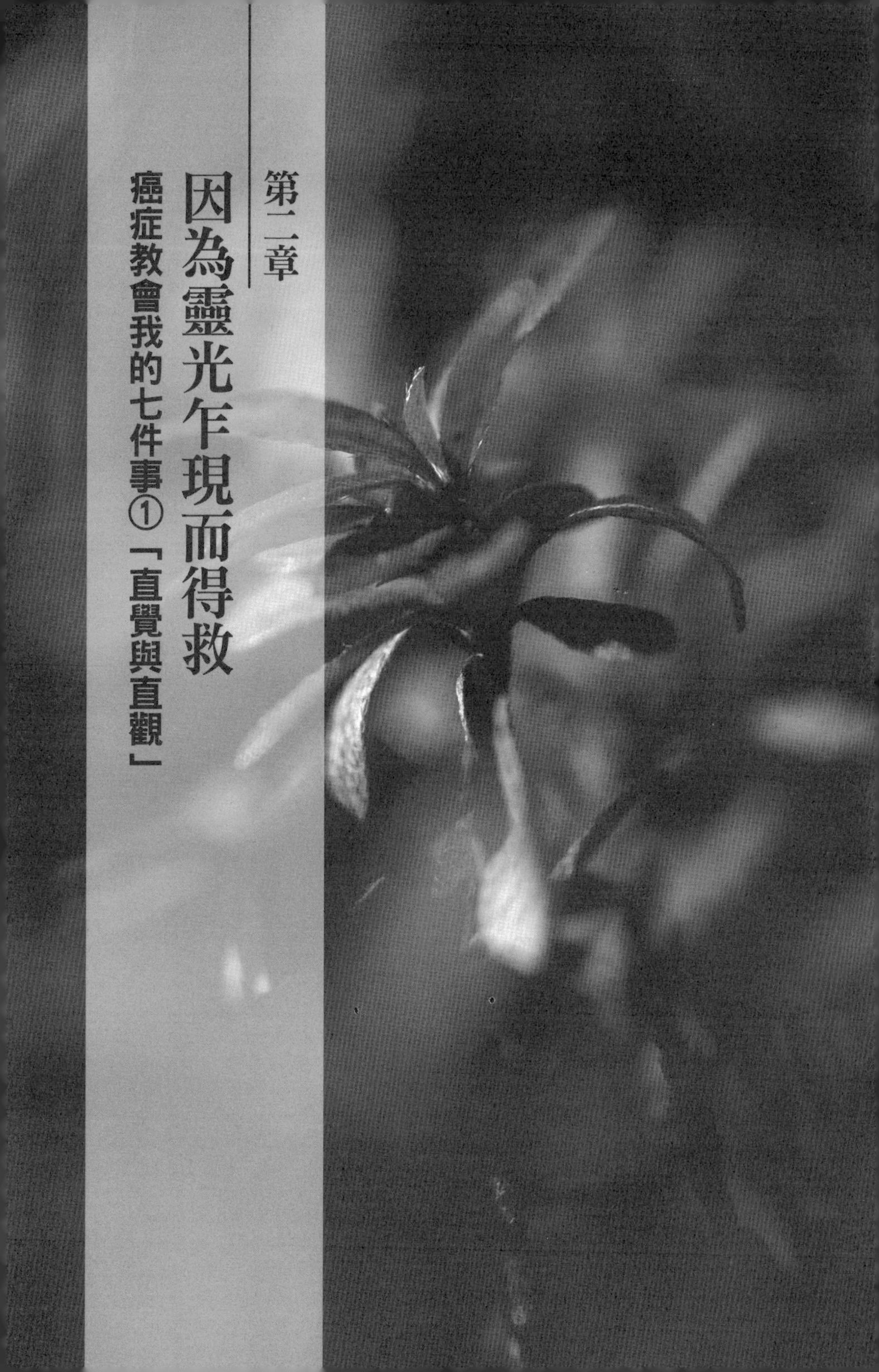

第二章

因為靈光乍現而得救

癌症教會我的七件事①「直覺與直觀」

執著於已經發生的事也是徒勞

在日本，每年有超過一百萬人被診斷出罹患癌症，而每年因罹癌死亡的人數則超過三十萬人。

沒有人想罹患癌症，然而，現實卻不如人所願。我的父親也曾發下豪語：「我怎麼可能得癌症！」他從沒想過自己會罹癌，當然也不想罹癌。就連阿大也做夢都沒有想到，自己竟會在邁入六十大關前罹癌。診斷出癌症時，人人都會心想：「為什麼是我」、「我明明就沒有做錯事」，不禁怨天尤人、茫然自失。

如果不想淪落到這個地步，該怎麼辦呢？大家能想得到的，大概就是防範未然吧。比方說注意飲食生活、保持適當的運動、生活盡量不要有壓力。然而，知易行難。大多數人身體健康的時候都不認為自己會生病，更何況預防也不見得有效果。

「我平時都很注意飲食，也有練氣功啊。」某位乳癌患者非常不甘心地這麼跟我說。她才四十幾歲，平時比一般人更注重健康，儘管如此，某天入浴時還是在乳房發現硬塊。當時雖然心頭一驚，猜想該不會是乳癌，但又想到自己平時這麼注重健康，應該不可能會得癌症，所以持續否定自身的症狀。

然而，畢竟是手碰得到、眼睛也能確認的部位，她還是非常在意。最後因為不安難耐而到醫院檢查，確定是乳癌初期。雖然因為早期治療而痊癒，但她心中「為什麼是自己罹癌」、「明明就那麼注意健康」的念頭一直沒有消散。

「因為您平時都很小心，所以病程才會變得比較慢啊。」我這樣安慰她，但是她似乎無法接受。為了防止癌症再度復發，她更加嚴格控制飲食，也更熱衷於修習氣功。

現在這個世界，無論飲食生活多麼小心翼翼，也無法避免化學物質進入人體。因為大氣汙染嚴重，所以光是呼吸就會吸入有害物質，輻射造成的汙染也勢必會越來越嚴重。健康食品雖多，卻不知道該怎麼選擇，有沒有效果也毫無定論。

雖說運動很重要，不過運動過度或方法錯誤也可能傷害膝蓋和腰部，而且也有一說認為，運動會形成大量傷害體內細胞的物質，可能是癌症或失智症的成因。在現代社會中想要減輕壓力，可以說是難如登天，越想減輕壓力，反而會增加壓力。可惜，這個世界上沒有一擊必中的預防方法。

以治病為業的醫師自己罹癌的例子也很常見，相反的，有很多人不懂養生也活得很好。由此可見，雖然預防很重要，可是還是有人不管怎麼做都會罹癌，這就是凡事都有定數的道理。

最近很流行抗老，即便如此也只能稍微延遲老化，不能阻止人變老。八十歲就會有八十歲的樣子，九十歲仍然會有九十歲的老化現象

針對不生病的長壽秘訣，在此為大家介紹一本參考書籍。江戶時代出版的西洋解剖學譯本《解體新書》，是日本第一本翻譯外國語文的書籍，進行這項劃時代浩大工程的中心人物，就是蘭方醫（西醫）——杉田玄白。玄白年輕時就體弱多病，大家都認為他無法長壽，但他卻拖著病體活到八十五歲。他留下自己的秘訣「養生七不可」：

一、不可悔恨昨日之非。

二、不可掛念明日之事。

三、不可過飲、過食。

四、不可食用可疑食物。

五、無病不可任意服藥。

六、不可因身體無恙而縱慾。

七、不可怠惰，須適度活動身體。

也就是說，身體虛弱的玄白得出的結論是：執著於已經發生的事也是徒勞、不要擔心明天才會發生的事、不過度飲食、不過度依賴藥物、不可因為身體健康就過度縱慾、須適度運動，不可懶惰。

尤其是前兩項最應該銘記於心。**如果煩惱就能解決事情，那就盡情煩惱，但若是為了不能解決的事情煩惱，便只是平白浪費時間與精力。**已經做過的事情無法挽回，而且也沒人能保證一定有明天。會不會生病，不是靠努力決定的。如果過度在意預防疾病，就會開始擔心往後的日子，或許我們不應該過度拘泥於預防疾病的方法，只要注意玄白說的這幾點，其他的就交給老天爺。

活得越久，罹癌的機率就越高。這也是活在長壽社會的我們必須面對的法則。如果不想罹癌，就要在罹癌之前死亡。或許這種說法太過偏激，但是如果成為後期高齡者，最好有隨時都會罹患癌症的心理準備。

想在這樣的狀況下過著充實的生活，最好改變對癌症的看法。不要悲觀看待，也別把罹癌當作人生的終結。實際上，罹癌患者的故事或許會是很好的指引，尤其是癌症被當作是這個世界上最不幸的病症，就連電視劇要編寫悲劇，也會拿癌症來做為主題，畢竟光是罹癌就已經夠催淚了。

罹患癌症的話，無論肉體還是精神上都會受盡折磨，最後在痛苦中迎向死亡。這種印象深植人心，也帶來了恐懼與不安。然而，仍有許多人生還，也有人像阿大一樣癌症末期，但癌細胞最後還是消失，甚至現在已經完全看不出來曾經大病一場，比以前健康時更生龍活虎地度過每一天。只要仔細觀察其過程，應該就能發現他們的生活與思考方式在何處出現轉變。

在漫長的人生中，每個人都會生病，也終有一死。在這個絕對真實的世界裡，我們該如何生存下去？如何才能活得幸福？從罹癌患者的經驗當中找出答案或提示，就是本章想做的嘗試。

我採訪了五十位左右的患者，每一位都讓我心生：「咦」、「真的嗎」、「太厲害了」、「必須向他看齊才行」的念頭，令人驚嘆連連。讓我不斷感受到，就算上了年紀、生了病還是可以這樣生活。雖然希望能夠長壽，但是長壽就必須面對老、病、死。想要幸福地度過長壽人生，關鍵在於如何和老、病、死這些人生之「苦」為伍。該如何是好？我認為從癌症患者的身上可以學到很多東西。

接下來，我會以癌症患者的故事為基礎，透過「直覺與直觀」、「緣分」、「肉眼看不見的世界」、「利他之心」、「必然」、「真正的自己」、「接受死亡」七個關鍵，探討該如何生活才能幸福。

● **直覺與直觀：**也就是所謂的靈感。藉由巧妙使用靈感，有人可以減輕治療的痛苦，也有人遇見適合自己的治療法而恢復健康。感覺迷惘的時候，就依循自己的靈感，這也是一種方法。

● **緣分：**罹癌後感到心情低落時有沒有人能商量，對之後病情的發展有很大的影響。有可能因為偶然的相遇引發意料之外的情況，從此之後開始康復。珍惜緣分就會有好事發生，尋求他人的幫助也很重要。

● **肉眼看不見的世界：**據說人是由身體、心靈和靈魂組成。很多人不能接受靈或魂的觀念，相較之下對心靈的接受度還算廣。然而，世界上充滿無法用道理解釋的事情。有時說出口也不見得有人相信的事情，便可能成為從病中痊癒的契機。

● **利他之心：**人一旦生病，就容易把焦點放在自己身上。然而，越是生病就越要把注意力放在除了自己以外的地方。自己生病的經驗，能不能對別人有所助益？只要如此思考、行動，就會獲得旁人的感謝與幫助，甚至出現意想不到的力量。

● **必然：**與其哀嘆為什麼是自己罹癌，不如轉念思索罹癌的意義。或許是日常生活習慣不好、也可能是壓力太大、抑或是為了達成自己的使命，必須罹癌也說不定。藉由重新審視癌症，就能脫離對癌症的不安與恐懼。

● **真正的自己：**有很多人會配合周遭的環境，過著勉強自己的生活。一旦習慣這種生活模式，就會迷失真正的自我。此時，癌症這種疾病就有可能會降臨。然而，也有些人因為罹癌而重新找回自我，度過充實人生。

●**接受死亡**：人必有一死，不過大多數人在生活中都沒有意識到這一點。被告知罹癌時突然面對死亡，才會驚慌失措。為了在關鍵時刻不致慌亂，平日就要經常思考如何面對死亡。

直覺與直觀有何不同？

瞎猜、臨時起意、一時興起，都讓人想到「直覺」這個詞。可以說是直覺，也可以說是直觀，兩種都是所謂的「靈感」，都是在某個瞬間浮上腦海的點子。我個人認為「直觀」這種寫法比較有份量，所以偏愛使用這個詞，不過直覺和直觀的語意似乎有所不同。

無論是直覺還是直觀，我們都不應該小覷瞬間浮上腦海的念頭。重視這些容易錯過的小念頭，很有可能因此改變人生甚至拯救性命。

雖然不是什麼關乎人生或性命的大事，不過前幾天發生了一件事。我原本在家裡工作，突然臨時起意想去圖書館。毫無脈絡地突然冒出這個念頭，我放下手邊的工作，悠哉地閒晃到圖書館。結果，我在圖書館前的鐵路邊，看到坐在花圃旁的老人家。他正一邊喝著瓶裝茶，一邊看電車疾駛而過。

「咦？」我認識他，於是打了聲招呼說：「好久不見。」

約莫幾年前，這位老人家在我主辦的當地聚會上吹奏自製的尺八，以渾厚的樂音呈現民謠，我記得他的年齡應該是八十歲出頭。當時他送我兩支非常珍貴的尺八，後來印地安的長笛吹奏家來訪日本時，我將其中一支尺八當作禮物送給對方，對方非常高興。我一直想向他道謝，但是都沒有見到他。

「哎呀……」他也很驚訝。他是秋田縣出身的人，在東京住了幾十年，說話仍然帶有鄉音。他說的話我只能聽懂一半，不過他散發出的溫暖氛圍很有東北人的感覺，我很喜歡。他很愛打掃，每天早上都帶著自製的竹掃帚把每個公園打掃得乾乾淨淨，真是個奇特的人。他告訴我一件很有趣的事。

「從這裡直直走，會看到一個森林。因為雜草太茂盛，所以我在那裡鋤草，結果發現有個小祠堂……」他從口袋裡拿出紙筆，邊畫地圖邊向我說明。似乎是他散步時，隨意晃進川邊的一小片森林。那是他第一次去到那一帶，周圍的田地突然變成住宅用地，開始建起新房子。巡視周圍，發現茂密的雜草叢中露出石製的鳥居，所以他才想到：「這裡得除草才行。」

他馬上回家取來愛用的園藝用具，從角落開始除草，連鳥居周圍都整理得乾乾淨淨。我想他大概花了好幾個小時，結果發現埋在雜草堆裡的小祠堂，旁邊還立著一塊牌子，上頭寫有祠堂的由來。

那是市政府的教育委員會立的牌子，告示牌上寫著該祠堂從德川家康、秀忠時代開始就廣受當地人信仰。這一帶原本是丘陵地，據說家康和秀忠經常在此地鷹狩（譯註：豢養老鷹捕捉小動物的狩獵活動）。以前這裡曾是散步步道，祠堂周邊過去都有人打理。然而，越來越少人想了解當地的歷史，故荒廢了數十年。

「祠堂供奉的好像是弁天神喔，畢竟這一帶水源豐富啊。」

當時，他就這樣和我聊了一下那個小祠堂的故事。

日本有一個斗笠地藏的傳說，故事是這樣的：在下雪的除夕夜裡，老爺爺到鎮上賣斗笠，但是斗笠一頂也沒賣出去。老爺爺回家的路上，看到地藏菩薩像上披了一層雪，所以他把沒賣出去的斗笠戴在地藏菩薩的頭上。當天夜裡，地藏菩薩們帶來稻米和錢財報答老爺爺。

這位滿口秋田腔的老爺爺，和斗笠地藏故事中的老爺爺很像。他開心說話的表情感覺真的好神聖，那是在沒有人看到的地方、不求回報地積功德的人才有的表情。我在心中對這位老爺爺合掌，心想長壽其實也是一件好事。

雖然這個故事沒什麼特別，但是也算不可思議。如果我沒有在那個時間點突然想去圖書館，就不會遇到那位老爺爺，也不會得知小祠堂的事情。在那之後，我找到老爺爺當初說的小祠堂，也去參拜過好幾次。雜草都已經整理得一乾二淨了，蒼翠森林裡的小祠堂，旁邊有小河流淌，地點非常好呢。雖然我會去參拜，然而卻也沒有獲得神明的特殊保佑，只是一想到或許這麼做能夠安慰寂寥的神明，我就覺得很開心。

我突然靈光一閃想去圖書館，這究竟是直覺還是直觀呢？我也曾經有過「對了，說不定是這樣」的念頭。我試著查了廣辭苑辭典，卻還是不太懂箇中差異。我一直思索，希望自己能找出一個解釋。

所謂的靈光乍現，可以分成在毫無脈絡的狀況下突然出現，以及一直尋找的答案突然浮上心頭兩種情況。前者應該就是直覺吧，也就是所謂的靈感或第六感。

例如原本毫無相關學問的人突然開始談論、撰寫宇宙真理，讓周遭的人吃驚不已，甚至成為教宗，創立龐大的宗教團體。這種被稱為神啟的例子，應該可以算是直覺吧。

後者則為直觀。比方說科學家針對某個主題廢寢忘食地研究，卻苦苦求不得答案，頭痛不已。正當自己認為頭腦已經無法思考，稍作休息喝杯咖啡的瞬間，突然靈光一閃：「就是這個！」

這種案例很常見，例如阿基米德在泡澡的時候發現重大的原理，牛頓看到蘋果落下，發現萬有引力的法則，兩者都屬於這個類型。阿基米德和牛頓都是持續思索一件事，然後在瑣碎的日常中發現答案。我想這應該就是所謂的直觀，直觀當中藏有伏筆。

若是以給人的印象來說，直覺就像是從天而降的東西，直觀則是由自己內心湧出的感覺。

從這個角度思考，我會突然想去圖書館應該是屬於直覺。畢竟我並沒有強烈想見那位老爺爺的心思，去圖書館也和老爺爺相遇之間沒有關聯，而且小祠堂的事情也是老爺爺突然插進來的。或許那是一種「現在去圖書館的話，就會遇到吹尺八的老爺爺，也會聽到有趣的故事喔」的啟示。

直覺與直觀究竟是在大腦中生成，還是從超越肉體以外之處而來，答案尚無定論。就因為任何人都曾經體驗過，所以才了解直覺與直觀的存在。而且成大事之人，就算面對多麼荒唐無稽的直覺與直觀，也絕對不會置之不理，反而會很重視，或者不會輕易放過大家都覺得理所當然的事。因此，才會出現很多超越理論、意料之外的發想或事實。無論是直覺還是直觀，都很容易被當成是單純的瞎猜、臨時起意等無足輕重的感覺，然而，當中其實蘊含對自己來說非常重要的訊息。

阿基米德受命於國王，必須分辨出皇冠是否真的為黃金打造，所以他一直在思考該如何是好。於是在泡澡的時候，靈光一閃想到好方法。皇冠和泡澡之間毫無關聯，他也不是為了找出答案而去泡澡。況且人進入浴缸，水當然會溢出來。然而，這對阿基米德來說，卻是一項大發現的契機。

牛頓和蘋果的故事當中，蘋果落地也沒有什麼稀奇。只是當時牛頓一定晝夜都在想著，宇宙為何會這麼有秩序地運轉，正因為他處於那樣的狀態下，才會把蘋果落地這麼稀鬆平常的現象，導至萬有引力的法則。

直覺與直觀大多在當下的瞬間沒什麼意義，往往在那之後才會了解「啊，原來是這樣」。在我身上發生的圖書館啟示，搞不好也有重要的意義。

直覺與直觀在守護生命上，扮演著重要的角色。在罹患致命的癌症時，直覺力、直觀力都會總動員，說不定那就是保護自己的最後一張防護網。

靈光乍現有時會帶來超越理論框架的答案，甚至會帶領人們前往從未想過的方向。然而，靈感與第六感等直覺大多都有不確定的成分，我個人認為不妨把直覺當成在「關鍵時刻」時下判斷的工具，平常則是在試錯當中，以靈光一閃的直觀做為主要思考方式，如此一來應該就能做出最好的選擇。

因為有刺痛感，所以心想最好去檢查一下

我想介紹一位患者的親身經歷，她聽從自己腦海閃過的念頭，早期發現癌症並快樂度過本應痛苦不堪的治療。

「那是二〇一〇年十一月的事了。當時我帶就讀小學三年級的老二去保健所健檢。我當下覺得自己的身體好像有刺痛感，所以馬上到保健所附近的婦產科檢查。」

醫師診斷之後表示：「最好去大醫院做進一步檢查。」當時三十幾歲的佐久間郁子女士，有就讀小六、小三以及年幼的孩子。當她被告知可能罹癌的時候，腦中的第一個念頭是：「接送小兒子去幼稚園的事情該怎麼辦？」真的是非常符合媽媽想法的現實問題。

有趣的是，她僅憑好像有刺痛感這種非常模糊的不舒服，就決定到醫院檢查。其實在那之前早有伏筆，約莫一年前，她就發現左乳房有腫塊並曾接受檢查，當時診斷沒有異常。然而，她心中一定對癌症感到不安，所以才會因為些微的刺痛感，而捕捉到身體的「異常」信號。「應該要做檢查」的直觀，在此時開始運作。

佐久間女士長年修習氣功。她在十幾歲時飽受異位性皮膚炎折磨，之後遇到真氣光這個氣功流派。那個時候我正在採訪真氣光，所以也知道她的狀況。年紀輕輕的女孩子臉上都是濕疹，心裡一定很難受。因為搔癢非常嚴重，所以也有長期睡眠不足的問題，我想起當時她疲憊不堪的樣子。現在她的皮膚已經恢復光滑，成為擁有美麗笑容的母親。看到她現在的樣子，讓我感慨良多。

「氣功老師把充滿整個宇宙的療癒之氣送到我身上。有很多人在接收這些氣之後，提升了自我療癒能力，從疑難雜症中恢復健康。我的異位性皮膚炎症狀也變得輕微，所以我決定相信真氣光。因為氣功，我不只恢復健康，也改變了想法，面對自己周遭發生的事情也有不同看法，我想這些都具有非常正面的效果。」

佐久間女士說，自己能夠遇見氣功真是太好了。氣功現在雖然已經獲得大眾認同，但距

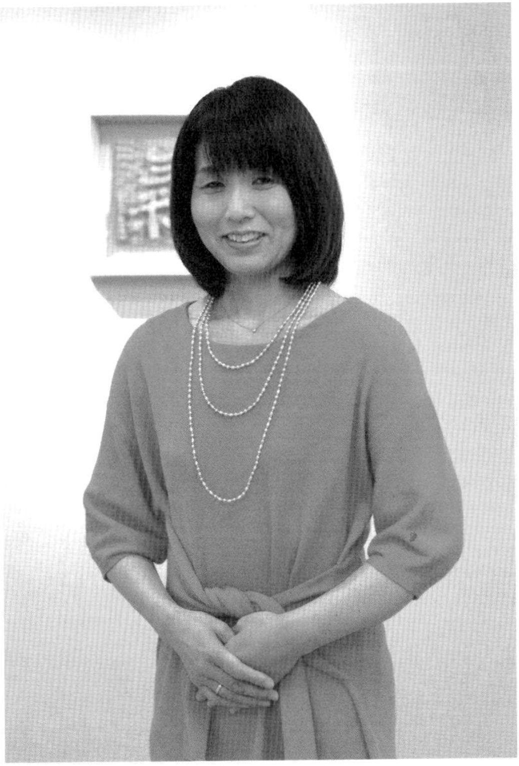
思考如何享受住院生活的佐久間郁子女士。

離她剛開始練氣功已經是二十年前的事情，當時普遍認為氣功「很可疑」、「很怪異」。雖然痛苦到選擇依靠「可疑的」世界，幸好氣功奏效，讓她的人生大幅轉變。

當時她的理性一定也曾告訴她：「練氣功怎麼可能治好病。」然而，她的直觀卻告訴她要練氣功。我可以想像，開始練氣功之後，她心裡一定也會有很多想法互相糾結。症狀時好時壞不斷反覆，她投入很多時間，相信自己的直觀堅持練氣功，最後成功克服異位性皮膚炎。

話題回到癌症。佐久間女士到大醫院接受檢查，一個月後才得知檢查結果。

「在知道檢查結果之前，心裡充滿不安與恐懼。不過，剛好碰上新年假期，所以有時間可以仔細思考。」

剛好碰上新年假期這一點非常幸運，因為焦慮、慌張會讓直觀無法發揮作用，就像阿基米德在泡澡時發現原理一樣，放鬆非常重要。佐久間女士利用這一個月找回心靈的平靜，在直觀容易發揮作用的環境中，被告知罹患癌症。

「如果問我那一個月都在做什麼，我想應該可以說是獲得嘗試自己至今所學的機會吧。雖然心裡很明白，但是在可能罹癌的不安當中，究竟可以實踐多少？我覺得上天一直在考驗我。」她回想這二十年來，在氣功中學到什麼。

萬事都有其意義。是的，就連癌症也有其意義。不能單方面地把癌症當成壞人，從乍看之下非常負面的地方，也能發現很多事。原來如此，**癌症之所以給人這麼強烈的負面印象，就是為了讓人注意到重要的事啊。**就算一天只能發現一項，也要找出生活中的優點。對啊，不能總想著缺點，一定也有很多優點，我們只要把注意力放在優點上就好了。

於是，她每天都在日常生活中，實踐發現優點的行動。

診斷結果是癌症第二期B階段，剛好落在可能會轉移到淋巴結的時期。如果再晚一點發現，可能就已經轉移到淋巴結，治療也會變得更加困難。刺痛是身體非常重要的訊息，可見當時採取的行動非常正確。

「雖然也不是完全沒有動搖，但我真心認為還好是第二期B階段。我想應該是這段期間內一直在練習找優點，才能有這種想法。」

她甚至還說：「決定住院的時候，我有一種要去看看未知世界的心情。這是我第一次做核磁共振，也不知道住院生活是什麼感覺，所以就把治療當作參加觀摩活動。面對第一次嘗試的事情不是很讓人興奮嗎？」

我想應該有人會認為：「喂，因為癌症這種大病住院，大姊妳還這麼悠哉，這樣真的好嗎？」也有人可能會覺得很受不了吧。但我認為這種看待事物以及思考的方式非常有趣，這是她曾苦於異位性皮膚炎，為了跨越這種病症努力修習氣功而獲得的能力。如果能用這種方式思考，一定能過得很輕鬆自在。

假如「癌症＝死亡＝恐懼」是一記直球，那她便是能自由操縱球路的人，不斷變化出曲球、滑球、指叉球等花招。她是一個充滿玩心的人，我想她應該擁有就連癌症都可以當成玩具的素養吧，我不禁凝視她笑著談自己親身體驗的樣子。

直觀告訴我該如何享受住院生活

在那之後她與病魔搏鬥的樣子（說搏鬥好像不太適合），簡直就像是某個開關被啟動一樣，令人出乎意料。

總而言之，只要想到什麼她就會馬上去做。她不會經過思考再行動，而是靈光一閃就毫不猶豫地去做，無論這件事符不符合常識都無所謂。

腦海裡浮現什麼就去做，在這樣單純的行動之下，原本應該感到痛苦的事情變得不再痛苦，甚至發生了不可思議的巧合。即使我們無法完全仿照她的作法，但在陷入危機時不妨參考她的經驗。

罹癌之後要接受哪一種治療總是令人感到迷惘，如果是以前的話，只要聽從主治醫師的指示接受治療即可。然而，光是遵照醫院的治療，也有可能無法達到預期的效果。因此，約莫在這十年左右，人們開始注意除了西醫外的替代療法。

對患者而言，增加選項當然是一件好事，不過也會感到迷惘，因為能夠同時建議西洋醫學與替代療法的醫師少之又少。大多數的醫師都會批評、排除替代療法，認為替代療法「沒有科學根據」，而以替代療法做為主要療法的醫師或治療者，則大多否定西洋醫學。

替代療法越受注目，兩者之間的對立就越激烈。我覺得這就像宗教戰爭一樣，西洋醫學並非萬能，替代療法當然也不能解決所有問題。雖然我認為雙方更應該互相交換資訊，協助病患治療，但醫療的世界似乎不如我想像的這麼單純。針對這一點，我認為佐久間女士很聰明，她的應對方式很令我敬佩。

我本身長年接觸氣功，所以對西洋醫學的激烈治療其實同樣會感到不安，可以的話我也想透過像氣功這樣，對身體不會造成太大負擔的方式治療。佐久間女士應該和我有同樣的想法，然而她卻下了決心：「我決定先用抗癌藥物讓病灶縮小，然後再動手術。雖然我也很迷惘，不過我決定把身體交給專業的醫生，自己則集中精神照顧心靈，因此最後才會決定採用抗癌藥物和手術。」

如果一直迷惘下去就遲遲無法做決定，既然如此，不如按照擅長的領域分工。西洋醫學擅長治療身體，但卻不會照顧心靈，反觀自己長期修習氣功，學習到如何照拂心靈。因此，她決定把身體交給醫院，心靈交給自己，讓西洋醫學和替代療法分工合作。抗癌藥劑治療就此開始。

很多人會煩惱到底要不要接受抗癌藥物治療，畢竟大家都說副作用非常強烈，而且實際上有很多人因為服用抗癌藥物而痛苦不堪。佐久間女士一開始也曾掉髮，這對女性來說是很痛苦的事，當然她也很震驚。然而，她馬上轉念，提醒自己的工作是負責照顧心靈，這種時候就應該好好發揮效果。她心想或許掉髮不完全是令人悲傷的事，來找出掉髮的優點吧。改變想法之後，無論在什麼樣的狀況下，只要願意尋找，就一定能發現優點。

她若無其事地笑著說：「不需要用洗髮精不是很好嗎？而且也不用花時間做造型了，戴著一頂假髮就可以出門了呢。」這樣說來好像也沒錯，我也跟著笑了起來。她就這樣坦然地接受了掉髮，除此之外，還有想吐、指甲變黑等其他副作用。這些副作用絕對都會讓人不舒服，然而無論遇到什麼狀況，她都會當成是在參加「觀摩活動」。凡事都是一種體驗，享受所有的過程。

接著，她把注意力轉往該如何享受住院生活。對了，和同病房的人交朋友也很不錯，她只要一想到就會馬上行動。六人房裡住了四名患者，大家都罹患癌症，也有人因為抗癌藥物的副作用而感到痛苦，整間病房的氣氛都很沉重。簾子隔開每張病床，感覺就像自己被孤立一樣，沒什麼機會和其他人對話，這種氛圍該怎麼化解？

她用開朗的聲音向其他人搭話：「要不要一起吃飯？」只要是女性，都很愛邊聊天邊吃飯，其他人也慢慢跟上她的步調，變得會拉開簾子一邊開懷大笑一邊吃飯。病房裡通常很少傳出笑聲，就連護士都很驚訝：「這間病房的氣氛怎麼這麼開朗啊？」

四個人開始聊起瑣事之後，突然發現驚人的事實。其中一名患者就住在佐久間女士家附近，孩子還是同班同學。竟然這麼巧！住在附近就已經很驚人了，沒想到彼此的孩子還是同班同學。那裡可不是地方小醫院，而是都立大醫院中的一間病房。會發生這種事的機率到底有多少呢？結果兩位當然聊得越來越起勁，甚至忘記自己罹患癌症，專心聊著孩子、學校的話題。另外兩位患者聽著聽著，也當成自己的事一樣興奮不已。

或許重視直覺和直觀，就容易遇到這種不可思議的事情。應該是她正面積極的心態，使得肉眼看不見的力量都來支持她。無法預期的偶然，一定讓罹患癌症這種重大疾病的人都能獲得積極向前的力量。

接著，佐久間女士做了第二件事。這也非常有趣，讓人想拍手說：「幹得好！」竟然在罹癌這種危機中，想出這樣的妙招。

「我覺得主治醫師很可怕，他說話很嚴厲，也總是板著一張臉。醫師每次來巡診的時候我都在想：『為什麼總是露出那種表情呢？笑一笑明明就很好啊。』所以我決定要逗醫生笑。如果醫生總是對我笑的話，就會感覺比較開心啊！」

她是三重縣人，所以偶爾會摻雜著很令我懷念的故鄉腔調。明明處於抗癌藥物發生副作用的時期，她仍然開始執行逗醫師笑的作戰計畫。要讓醫師笑出來，自己可不能沉著一張臉。於是她在心裡暗自下定決心：「好，如果醫師來巡診，我就面帶笑容大聲打招呼吧。」

她的優點就是一旦決定便馬上執行，每天早上醫生來巡診的時候，她都很有精神地向一臉嚴肅的醫師打招呼。當然，也沒有忘記搭配滿臉笑容。剛開始醫師也覺得很奇怪，心想：「這位患者是怎麼回事？」後來態度也一天天改變，慢慢變得會主動搭話，而且最後還靦腆地露出笑容。「太好了！」她在心裡擺出勝利的姿勢。彷彿副作用帶來的痛苦，瞬間消失無蹤。她就這樣順利克服了抗癌藥物治療，之後也成功動手術切除癌細胞。

「其實手術之後發現淋巴結出現四個癌細胞。原本在乳房的癌細胞，沒有因為抗癌藥物縮小，反而變大了。病程前進到第三期A階段。知道這件事之後，恐懼又再度復甦，但我才不要一生都與恐懼為伍。

因此，我接受了恐懼的心情。結果我突然冒出想和癌症對話的想法，心裡浮現：『癌症啊，我們一起走下去吧。如果你還想出現的話，就來吧。到時候我會再想辦法』

的這段話。

如此一來，我的心情突然變得很輕鬆。說出來也不怕你笑，但我和癌症成為好朋友了。自從那之後過了七年，癌症也沒有要出現的徵兆，表示它跟我感情很好。」

把癌症也當成是自己身體的一部分，這樣的溝通或許可行。她說她現在抱著灑脫的心情過生活，當然也繼續練氣功。更令人開心的是，有人想了解她的經驗，她也創造出在很多人面前分享的機會。

雖然癌症是很嚴重的疾病，但世界上有像她這樣與癌症相處的例子，真的令人勇氣倍增。不只癌症，人只要活著就會有很多難過的事，只要稍微轉換視線，對事情的看法就會有所轉變，我想這就是生存的智慧。或許，也可以說是一種生命力吧。

「我想，大概是因異位性皮膚炎而痛苦不堪的經驗，派上用場了吧。比起罹癌，罹患異位性皮膚炎的時候更痛苦。因為在女孩子開始注重外表的高中時期，症狀變得更加嚴重。當時臉和手等顯眼的地方都出現症狀，讓我覺得很丟臉，甚至不敢外出，就連成人式我都不想參加，實在煩惱到極點，光是活著就讓我覺得痛苦不堪。正因為有那段經歷，才讓我能這麼從容地接受癌症的治療。」

或許是她在因異位性皮膚炎而痛苦的時候，不知不覺間學會這種克服危機的方法。以拳擊來譬喻的話，就像是學會在挨打前就閃過拳頭的技巧。然後藉由修習氣功，學會傾聽身體和心靈的指示。除此之外，也學會一有所感，就立刻執行的重要性。她現在已經親身體會，透過傾聽這些指示，道路就會一一敞開。

「都是托了癌症的福，我才能體驗到前所未有的愉快經驗。我罹癌之後，學到隨心而行的道理。不喜歡的事情就不做，感覺累了就休息，絕對不勉強自己。我學會這樣過生活。」

隨心所欲。如果碰到阻礙，就傾聽自己心靈的聲音、傾聽身體的聲音。然後，跟著自己的感覺走。

受到她的刺激，我的直觀悄聲告訴我：「如此一來，做什麼都開心啊！」

受到演講的刺激，自己的直觀開始行動

直觀通常是受到某種刺激才會開始啟動，以狩野路子女士的例子來說，似乎是在

演講中獲得的刺激比較多。

我在距離東京JR巢鴨站徒步十分鐘左右，「健康老宅狩野」住宅區的一室中與狩野女士見面。狩野女士繼承爺爺屋齡六十年的老宅，稍微整頓之後以多用途空間的形式開放。

房間的天花板很高，感覺是很寬敞且沉穩的空間。因為有庭院傳來清爽的涼風，即便正值夏日也不需要開冷氣。我隔著餐桌和狩野女士面對面，可以感受到她身上流露出符合老宅之主的穩重氛圍。我聽說她以自然療癒的方式治好癌症，究竟能從她身上聽到什麼樣的故事呢？我喝了一口茶，靜靜等著她開口。

狩野女士在二〇〇九年被診斷出子宮癌，當時她正在治療不孕症，屬於子宮癌第一期的A階段。當時她在專科醫院接受賀爾蒙治療與子宮內膜搔刮手術，歷經半年左右的療程癌細胞終於消失。然而，當時主治醫生告訴她一句非常沉重的話：「一定會再復發。」他的病人當中，隔最久復發的病患，中間隔了七年半。所以醫師建議她最好趕快進行不孕症的治療，並且做好復發時勢必要動手術的心理準備。

狩野女士說話的速度很快，和沉穩的氛圍不太搭。她心想就算復發也無所謂，便一心一意集中精神治療不孕症。然而，不孕症的治療並不順利，接連發生子宮外孕等問題，讓她身心俱疲。我聽說不孕症治療會對身心造成很大的壓力，若是成功，辛苦就有價值，但結果若不如預期，對身心都會造成不可估量的傷害。

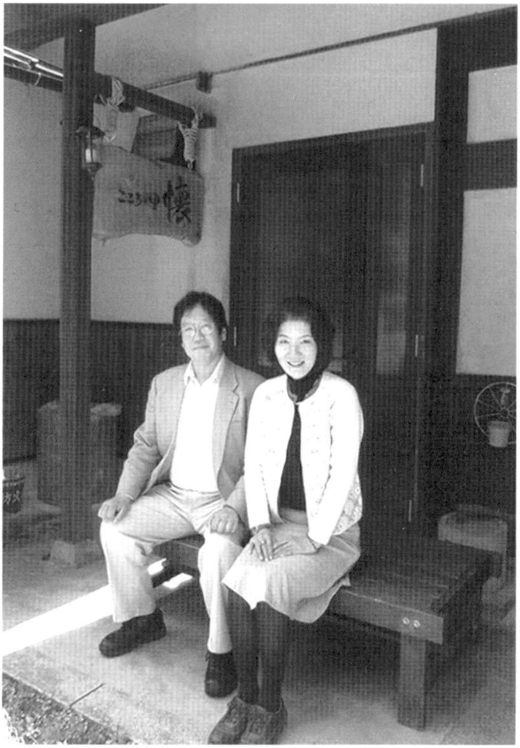

「聽天由命」反而抓住幸福。（狩野路子女士與她的先生）

就在這時癌症再度復發，已經精疲力盡的身心再度面對更大的壓力。那是癌細胞消失一年後的事情，這次診斷為第二期的A階段。

主治醫師告訴她：「這次請按照標準程序接受治療。」醫師所指的標準治療，就是摘除子宮和輸卵管以及進行骨盆內的淋巴廓清術、服用抗癌藥物。這下只能放棄生育了，她也只能坦率地回答醫師：「好，我知道了。」

第一次罹癌時，她相信醫師並接受治療，然而這次真的能再相信醫師嗎？她非常不安，身心都已經衰弱到極點。她感受到自己有生命危險，覺得再繼續接受強烈的治療可能會死。

遇到關乎存亡的大事，當精神和肉體都已經被逼到極限時，身體覺得不對勁、恐懼，發出了「等一下」的警訊。狩野女士對於繼續接受治療這件事，感覺到不對勁和恐懼等危及生命的警告。她心想，自己不需要慌慌張張地接受手術，應該要多學習，找到能接受的治療方法。

「總之，我想擺脫癌症無法治好的印象，想要在情緒冷靜的狀態下選擇治療方法。因此，我讀遍了已經痊癒的癌症患者的書籍，了解到治療癌症有很多種方法。治好癌症的人通常都嘗試過各種替代療法，我也一一去嘗試。中藥、放血療法、各種健康食品、飲用紅蘿蔔汁、三井溫熱療法、三溫暖機等。」

體驗了幾種治療法之後，狩野女士認為比起醫院，自己較適合這種療法。不是基於任何理論，而是自己身體發出的感覺。身體覺得很舒服，她用「身體的聲音」表達這種感覺。

她決定採用自然療法之後，便開始蒐集相關資訊，也很積極參與演講。某次，她去聽了真弓定夫醫師的演講。

真弓醫師是以幾乎不開藥的自然療法聞名的名醫（小兒科醫師），也是年過八十仍然為病患看診的現役醫師（現在診療所已經關閉）。他的夫人罹患骨肉瘤時，沒有接受手術與抗癌藥物治療，只用丸山疫苗加自然療法就康復。醫師自己堅持不使用冷暖空調，即使在冬日裡也穿著薄衣，每天只吃粗茶淡飯，過著嚴以律己的自然派生活。

我家在二十年前，曾經因為長女罹患異位性皮膚炎向真弓醫師諮詢。醫師對飲食與環境等指示都非常嚴苛，所以我們沒能好好實踐，中途就放棄了。不過，醫師說的基礎我一直都沒忘，以盡量保持自然的角度結合氣功，長女的異位性皮膚炎在短時間之內不靠藥物便獲得好轉。

狩野女士說：「我聽了真弓醫師的演講後，深深覺得**就算不接受手術或抗癌藥物治療，也能治好癌症。**」這也沒什麼道理可言，雖然不知道具體上應該做什麼，但是她感覺自己一定能找到對應的方法。她決定：「去尋找適合自己的療法吧，這就是我自己的應對方式。」回家的路上她覺得既雀躍又興奮，感覺飄飄然彷彿就要昇天。眼前的濃霧散去，終於可以看清楚自己要走的道路，她一定覺得興高采烈。

「好，就決定這樣做吧。」她決定好大方向，朝自然療法前進。這可以說是一個很重要的轉捩點。

激起她直觀的關鍵，還有另外兩場演講。

其一是真弓醫師與免疫學權威安保徹醫師的聯合演講。巧的是這場演講，我也是主辦人之一。這巧妙的緣分，讓我覺得很開心。

狩野女士在聽了安保醫師的演講後，重新了解到「保持身體溫暖」的重要性。安保醫師曾經告訴我，罹癌的患者有很多人都身體寒冷，使得免疫力下降。醫師自己總是抱著熱水袋睡覺，並且充滿活力到處推廣，希望能打造出更好的醫療環境，然而卻在六十九歲時驟然離世。我曾經數度拜託醫師演講，他的粉絲很多，總是聚集很多人。他用津輕腔結結巴巴說話的樣子好令人懷念。

狩野女士從小體溫就偏低，一直維持在三十五度左右。聽了安保醫師的演講之後，她心想或許這就是罹癌的主因，感覺就像是在告訴她要保持身體溫暖，因此她決定要以「保暖」做為主軸。

第二個關鍵，則是將棋棋手羽生善治先生的演講。

「據說將棋每一步平均有八十五種走法。對弈時，瞬間就要精選出三種，最後再由直觀做決定。羽生先生說直觀通常會有七成的命中率，所以平常就要好好訓練。我想這和選擇癌症的治療方式一樣。因此，我決定只要靈光一閃，就馬上行動。」

這場演講成為了解直觀重要性的契機。羽生先生從早到晚、無時不刻都想著將棋，所以才會靈光一閃想到最好的走法。這用我的定義來說，不是直覺而是直觀。

狩野女士開始調查各種療法，也積極參加從癌症康復的患者集會。只要聽說有人康復，她就會去聽聽對方的說法，不斷嘗試自己覺得不錯的療法，然後觀察自己當時的心境，傾聽自己的感覺。

「聽別人的經驗或親自體驗，先確認自己有沒有被吸引。如果無法持續就沒有意義，所以我優先考慮既方便又不需花大錢的方法。」她調查並體驗許多療法，最後她選擇了什麼樣的治療呢？

「完全不做治療，只是定期去做還元陶板浴。」她選擇了就常識來看，風險非常高的方法。然而，她決定遵從自己的直觀。她決定相信羽生先生所說的「七成命中率」，相信經過反覆思量的直觀。

還元陶板浴是一種健康療法，是指在使用抗氧化素材的設備中讓身體保持溫暖。我問她為什麼選擇陶板浴，她回答我，是在徹底了解自己之後才做了這個決定。

一是因為安保醫師說「體寒是癌症的成因」，這句話令她印象非常深刻，所以她認為應該為自己寒冷的身體做點什麼。

二是實際上前往陶板浴時，遇到的每個人都很親切，在那裡聽到好幾個令人開心的經驗談。身體加溫之後在休息室小憩，周圍的人會主動來搭話，這才知道其實很多人也都罹患重病。

「雖然他們的狀況不好，但他們告訴我的都是非常正面、充滿希望的故事。其中也有人親身經歷戲劇性的痊癒，聽到恢復健康的人的經驗，會讓自己也充滿活力。

讓身體溫暖是一件很舒服的事，更何況在那裡，我的不安就會消失。我覺得自己或許能就這樣好起來。一旦決定就不再猶豫，我購買了不限次數和時間的陶板浴定期票，為期半年每天都從家裡花一個小時的時間前去做陶板浴。」

除此之外，再加上每天走一萬步並選擇糙米蔬食。半年後，因為身體感到疲倦，所以減少做陶板浴的次數，但相對地會使用發酵米糠泡澡，這也是依靠直觀做的決定。總之，她把精神集中在溫暖身體這件事情，結果情況果真有所變化。身體開始出現異常出血，而且一直都沒有停止。

她說：「我也曾經感到不安，心想該不會是癌細胞作亂。不過，一直以來我都只做了對身體有益的事情，所以有自信症狀不會惡化。心裡一陣糾結之後，自信戰勝了我的不安。異常出血一定是從子宮內膜而來，我覺得只要排乾淨一切就結束了。」

她的預感沒錯。一個月後，異常出血終止，最後甚至排出癌細胞腫塊。

「我心想真是太好了。我把腫塊泡在燒酒裡，帶到醫院檢查。醫生雖然說癌細胞怎麼可能排出體外，但病歷上的確寫著『壞死的癌細胞』啊。我還做了精密的檢查，核磁共振、X光、血液檢查、細胞診斷皆無異常。然而醫師堅持說可能有沒檢查出來的病灶，最好還是動手術。我確信自己的身體已經好轉，所以便決定不去醫院了。那是二〇一一年三月的事。」

在那半年後她再做一次精密健檢，仍然沒有發現異常。如今過了六年，可以說已經完全痊癒了。

因為對一句話產生共鳴，進而改變了生活方式

子宮裡的癌細胞壞死並排出體外，真是令人驚訝，我覺得這不是誰都能辦到的事。然而，除了狩野女士以外也有人發生類似的情況，在自然療法的世界中，這絕對不是什麼罕見的案例。

其實我在狩野女士之前，也聽過有人從子宮排出壞死的癌細胞（後文提到的小島元子女士，也曾親身體驗癌細胞排出體外）。

神戶的井川美和女士（假名）是一位六十歲的病患。她的個性非常開朗，屬於天不怕地不怕的類型，是一位非常勇敢的女性。不過，她以前一點也不勇敢。她告訴我，當她走過丈夫亡故等痛苦的過往，克服這些難關之後才成為現在的自己。而且當她罹癌

的時候，也曾陷入莫大的恐慌之中。

她五十二歲時被診斷出子宮癌，由於家裡過去發生的往事，與丈夫曾因誤診亡故的經驗，讓她無法信任西洋醫療，所以她毅然決定不動手術。

「既然是自己造成的東西，就要靠自己消滅。」她雖然備受打擊，但也開始學習癌症的療法。朋友介紹她一款名為「ＡＩＯＮ」的商品，這是從海洋性珪藻土中萃取精華的特殊飲料。

「光聽別人說，我其實也不太懂那到底是什麼樣的東西，只是莫名覺得很不錯。畢竟是飲料，一般來說是用喝的，但我覺得直接接觸癌細胞會比較好，所以決定從下面灌入體內。」

這是她特有的使用方法，然後井川女士也像狩野女士一樣，徹底做到溫暖身體這一點。她會使用艾灸貼片局部加溫，也會去做三溫暖或岩盤浴。結果，某天癌細胞就這樣「滑出體外」了，她開心生動地形容那一瞬間，她感覺到身體內部有個聲音說：「癌細胞就這樣摘除了！」

狩野女士和井川女士都是自幼就體溫偏低的人，體溫低到幾乎不太會流汗。她們的身體都非常寒冷，大概是因為這樣所以代謝不好，不流汗體內的老廢物質就會不斷累積，使得血流也不通暢、細胞沒有活力，免疫力下降。簡直有百害而無一利，這樣下去不生病才奇怪。

身體應該是在告訴她們「希望能保暖」，因為癌症讓她們聽到這個聲音並且採取行動，這才造就了如此戲劇性的結果。

我經常聽聞只要保持身體溫暖，癌症就會痊癒。市面上也有很多這類書籍，我想這的確是有效的方法。然而，也不是只要保持溫暖就能治好癌症。聽狩野女士分享時，發現也有做溫熱療法但沒有好轉的人。對於身體需要保暖的人來說，溫熱療法才有效。就像一片麵包對空腹的人而言就是大餐，但是對吃飽的人來說根本不屑一顧。

直覺和直觀都是從超越理性的地方而來，不是已知或者經歷過、別人教導過的知識，而是藉由重視自己的感覺漸漸培養出來。就像去看一部廣受歡迎的電影，即使大家都稱讚是「令人感動的電影」，自己覺得很無聊的話，那就是真實的感受，不需要配合周遭的評價。

只要日常生活中聚焦在自己現在的感覺，就能磨練直覺與直觀。在癌症治療上，光是追求方法無法獲得好的結果，重要的是自己的身體和心靈需要什麼。有人需要手術和抗癌藥物，有人需要自然療法，當然也有人需要巧妙運用兩種治療方式。

直覺和直觀變得敏銳之後，便容易因為一句話而觸動心靈，大幅改變思考方式。狩野女士也是如此，她在自然療法的泰斗——東城百合子女士所發行的《你與健康》雜誌中，邂逅了至今仍視為珍寶的一句話。她告訴我，因為這麼短短一句話，讓她淚流不止，心中充滿喜悅。

「既盡人事，便聽天命。」就這八個字，讓她打從心裡感受到：「啊，原來如此」。從此之後，她就像反覆咀嚼這段文字般，一路走過來。當她感到痛苦或迷惘時，就會默念這句話。如此一來，心裡就會出現很多想法，解決她的迷惘和煩惱。

「我大概在做陶板浴半年後才聽到這句話，當時的感想是今生我只是剛好身為人類，或許原本可能是動物或者植物。若是植物就無法自己行動，因為生而為人，所以我才能自由活動。當時我心想，這是上天的恩賜，我是多麼地幸福啊！

人遲早都有一死，所以現在罹癌的事就交給老天爺，在我還活著的時候做好人類的本分即可。如果我在這個時候死去，就表示我該做的功課已經完成；若還有什麼功課沒做完，那我便還能活著，無論癌症有沒有治好都無所謂。

如此一想，心情突然變得很輕鬆。遇見這句話之後，我看任何事情都覺得自己很幸福。無論遇到什麼事都交給老天爺就好。我以前明明就是一個傲慢又任性，只會哀嘆自己為什麼那麼不幸的人。大概是在遇到這句話的一個月後，癌細胞腫塊便排出體外，我想這或許和心境上的變化也有關係。」

以狩野女士的癌症分級來看，或許是手術摘除就可以解決的程度。然而，若她當時選擇手術，還會像現在這樣每天都感受到幸福嗎？她還會像現在這樣，用這種方法活用爺爺留下來的房子嗎？

人的一生總是在無數選擇中度過，只能擇一，不能選二。雖然哪一個選項比較好沒有正確答案，但重要的是自己能否認同自己的選擇。

佐久間女士並不後悔當初接受抗癌藥物治療與手術，狩野女士和井川女士也都認同不動手術而選擇自然療法。雖然痊癒的過程不同，但她們的共通點就是在迷惑、煩惱、苦思之後，自己決定了最後的道路。在這段過程中，直觀具有非常重要的功能。

她們都擁有傾聽身體與心靈聲音的能力，以及盡人事聽天命的果敢與覺悟。

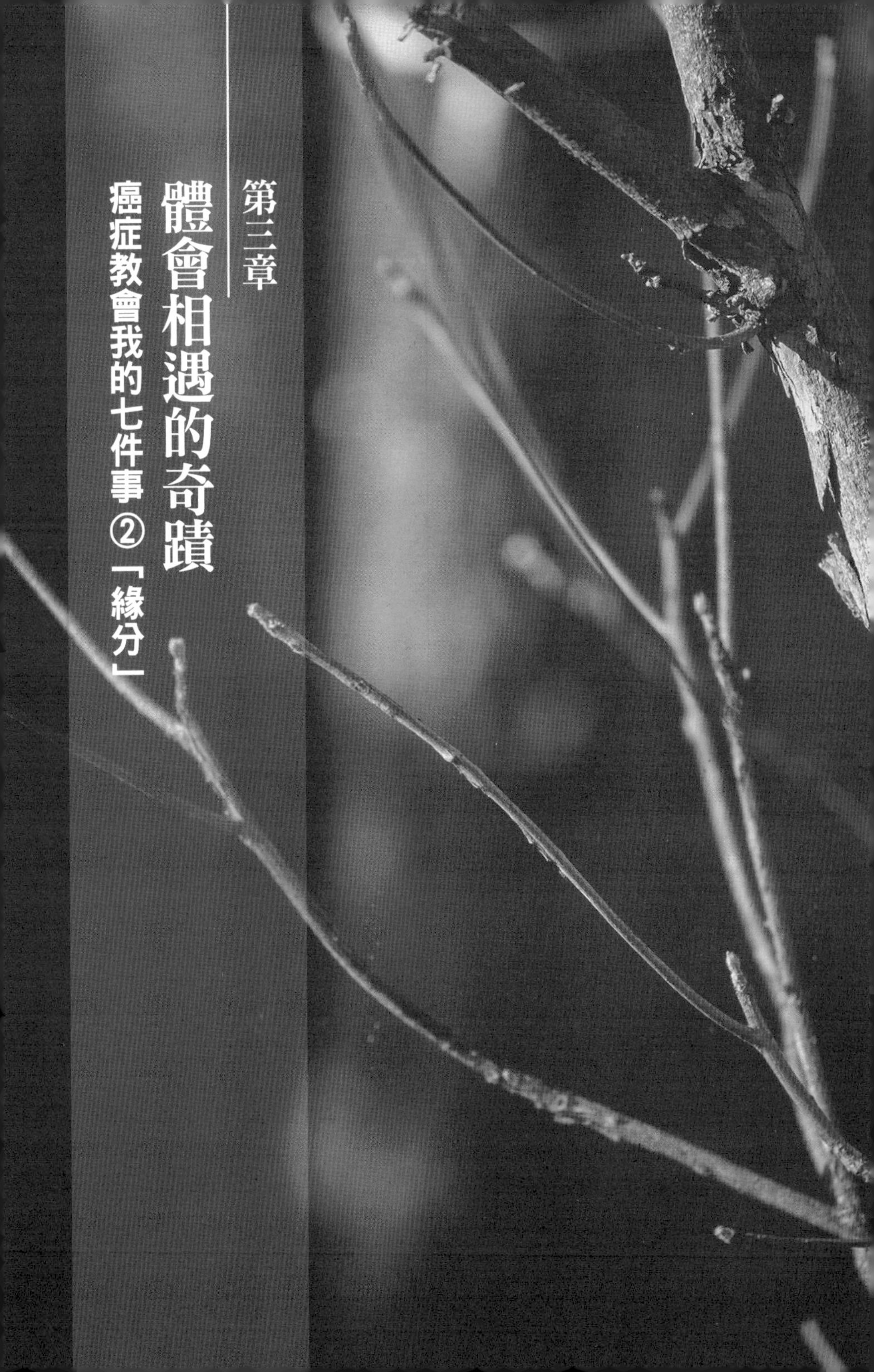

第三章 體會相遇的奇蹟

癌症教會我的七件事②「緣分」

一場邂逅種下奇蹟的種子，發展出戲劇性的結果

每個人都有許多不同的緣分。人和人之間的緣分，究竟是怎麼形成的呢？我想沒有人能明快地回答這個問題，但也不能否定我們活在各種緣分當中。

然而，能否運用緣分又是不同層次的問題了。很多人錯過難得的緣分，也有人總是遇到孽緣。能否遇上好緣分、如何妥善運用緣分，會讓人生走上不同的道路。若能妥善運用緣分，甚至可以從癌症末期這種重大危機中脫身。

談到緣分，就不能不提第一章介紹到的阿大（大野義夫先生）。雖然這樣說聽起來很臭屁，但阿大要是沒遇見我，大概早就往生了。我也因為這個小小的邂逅，得到一位無可取代的重要夥伴，讓我感覺到緣分的力量。

阿大在二〇〇九年發現膽囊癌，當年他五十九歲。二〇一〇年三月手術摘除原發病灶的膽囊。五月時摘除有癌細胞轉移現象的淋巴結，之後便持續接受抗癌藥物治療。

二〇一一年剛過完新年，阿大又接到悲慘的消息。

「檢查後醫師告訴我，有六處出現癌細胞轉移的現象。」

從膽囊開始出現的癌細胞，轉移到大腸、肝臟、肺臟、肝動脈，漸漸擴及全身。即使是像我這樣的外行人都知道，到這個地步的話，已經很難痊癒了。

主治醫師對阿大的妻子說：「到了春天可能食慾會大幅下降，夏天可能就會更嚴重了。最多只能撐一年吧，我想您最好有個心理準備。」

明明就有更好的說法啊！雖然這些話不是對著我說，可是我還是感到憤怒。儘管如此，站在醫師的立場來看，我想這是正確的判斷。

對阿大而言這無疑是晴天霹靂，他一直覺得宣判罹癌這種事，只會出現在電視劇裡，沒想到自己也會遇到這種事情。阿大非常錯愕，我也很了解他回家之後和妻子握著手痛哭的心情，當時的診斷結果就是如此令人絕望。

雖說醫師宣告只剩一年壽命，但畢竟當時阿大才五十八歲，怎麼可能說放棄就放棄。他說他至少想活到六十歲，所以透過書籍和網路搜尋，一一嘗試自己覺得不錯的治療法，甚至還遠赴中國。

阿大和我在二〇一一年的六月十三日相遇，我很清楚記得那天發生的事。

那天是Ihatovu 診所萩原優醫師主辦的「哇！癌症病患支援網絡」定期聚會。這是癌症患者的學習會，每個月都會在橫濱召開。

萩原醫師請我分享海豚療癒人類的故事，因此我以講師的身分參加那次聚會。萩原醫師原本任職於大醫院，是精明幹練的外科醫師。然而，他深感西洋醫學無法治療癌症，於是開始從事結合替代療法的整合醫療。同時，他也是廣為人知的日本催眠療法先驅。阿大也聽過醫師的傳聞，所以接受了催眠療法。只要別人說有效的方法他都想試試看，所以才會和萩原醫師聯絡。

對阿大而言，接受催眠療法是非常重要的轉捩點。在接受催眠之前，阿大熱衷於做買賣，從未思考過肉眼看不見的世界。罹患癌症之後，也只針對肉體治療，他大概從來沒有靜靜閉上眼睛，凝視過自己的心。透過催眠療法，僵硬的內心才開始動了起來。

「在醫師的誘導之下，腦海中的印象開始浮出來，我走在開滿黃色花朵的田裡，剛開始是走下坡，然後又慢慢變成上坡。最後出現一隻長了角的動物。我感覺到那隻動物靠過來，從我身上摘下了一塊東西。當時我不知道那是什麼動物，但是過一陣子之後我在電視上看到一模一樣的生物。那是山羊，我還心想竟然有山羊會長出這種角，很不可思議對吧，竟然這麼巧。」

接受催眠療法之後，雖然沒有什麼戲劇性的轉變，但的確是經歷了非常有衝擊性的體驗。甚至讓他相信，山羊已經幫他把腫塊摘除了。原本只相信「自我力量」的男人，開始窺見「他人力量」。阿大的價值觀慢慢開始轉變，並且還和我結下一段緣分。

「那場聚會大多都是女性，現場只有我一個男人，而且當時還有個『互相凝視之後，有什麼感覺？』的活動，讓我覺得很不好意思。感覺不太舒服啊。」阿大笑著說。

的確，對替代療法、整合醫療有興趣的人大多是女性。**我認為今後的醫療必須結合西洋醫學與替代療法，而且還要觸及病人的心態**。因此，我經常有緣遇到能理解整合醫療的人，撰寫的報導也都是以「西洋醫學＋替代療法＝整合醫療」的觀點為主。採訪對象當中，女性總是占壓倒性的多數，就連這次也一樣。可能是男性比較喜歡用手術和抗癌藥物的方式治療，抑或者是沒有實證（科學根據）就無法安心吧。我認為男性普遍就是存有這種頑固的心理。

二十名左右的聽眾當中，只有阿大一名男性。他坐在從前面數過去第三排，靠近走道的位置，探出身子認真聽我演講。阿大乍看之下也是典型頑固類型，然而現在回想起來，他很喜歡小笠原的大自然，也很認真從事自然農耕，還對身心障礙者的社會福利有興趣，其實是個如女子般感性的人。

當時他也是因為對我演講主題中的海豚、美國印地安人等內容感興趣，才下定決心參加聚會。接著，阿大突然捲進一波浪濤之中，甚至連我也一起被捲進去，或者應該說是我把他捲進來的。

那次定期聚會過幾天之後，我接到一通語調生硬的電話，對方表示：「我看到那張傳單，所以……」他又接著說：「前幾天，我在定期聚會上聽過您的演講，敝姓大野。」我心中馬上浮現那名探出身子，認真聽講的中年男子。

我約莫在二十年前寫過幾本關於海豚與療癒的書籍，因此有機會從事與野生海豚共游的企劃。這幾年每到夏天都會到小笠原諸島的父島舉辦研習會，那天演講結束之後我也把研習的傳單發給參加者。

「我也想到小笠原和海豚一起游泳，請問您可以帶我一起去嗎？」阿大馬上就切入重點。

「好啊，一起去吧。」我馬上就答應了。

畢竟坐船到小笠原諸島就要花二十五個半小時（即使現在已經有新船，還是要花二十四小時才能到）。雖然有很多人都說想去，但是聽到搭船時間這麼長就會猶豫不前。如果知道船程要二十五個半小時還願意去，我當然很歡迎。

我回覆之後對方陷入一小段沉默，然後阿大有點結巴地開口說：「有件事情我得先說。」

「我啊，得了癌症。醫生說我活不過八月。」

「……」

前往小笠原的時間是七月底，豈不是到了他壽命的極限了嗎？我瞬間想到，如果在小笠原發生什麼意外就糟了。然而，不知道為什麼，我在那之後馬上就回答他：「沒關係，一起去吧。」

因為緣分而催生「從二度癌症末期生還」的小劇場

明明癌症末期，而且還被宣告活不過八月，阿大卻選擇在七月底前往單程就要花二十五個半小時的小笠原。面對這樣的阿大，我竟然還回答：「好啊！」

「你竟然會想去。」

「你竟然同意我去。」

每次講到這段故事，大部分的人都會佩服阿大的行動力以及我的判斷力。

阿大在千葉縣鴨川市出生、成長，是一個非常熱愛大海的人。聽到小笠原的海與海豚的事情，似乎讓他很興奮，這就是他想去小笠原的原因。

「在那種狀況下，哪有人會說出這種話啊，我當時可是堅決反對呢！」阿大的妻子笑著回想當時的狀況。

阿大反駁著說：「癌細胞可能已經擴散到全身，但是身體其實沒什麼症狀啊。」畢竟，他的個性就是這樣，一旦決定就不會聽他人勸阻。他大概也抱著反正都要死，不如做完想做的事再死的心情吧。

即便如此，被宣告死期將近的人，再怎麼樣也不會想要花超過一天的時間乘船到小笠原。如果喜歡大海的話，帶著妻子一起去夏威夷或澳洲來趟兩人之旅就好。不知道為什麼，他卻選了小笠原，而且還是一個人前往。或許就是他對自己很誠實而且個性乾脆果斷，為他招來了好緣分和好運氣。

我當時又是怎麼了呢？接到阿大的電話時，不知道為什麼就是覺得沒問題。帶著癌末病患前往小笠原，卻絲毫沒有感到不安，真的很不可思議。這毫無根據，只能說是直覺吧。

阿大在小笠原玩得很開心。團員中有四到五名小學生，大家都圍著阿大，想必他一定很辛苦。不過很會照顧人的阿大，倒是教孩子們游泳教得很開心。玩獨木舟的時候一馬當先，結果在途中翻船嚇壞大家。

轉眼就過了一個禮拜，美麗的大海、悠哉的小島時光，還有在水裡悠游的海豚。雖然覺得離情依依，但我想身處於這種環境，阿大一定創造出很棒的最後回憶，我還記得和他握手道別的情景。

從小笠原回來之後一個月左右，我接到阿大的電話。

「那個，之後我心不甘情不願地去醫院做檢查。結果癌細胞好像沒有繼續擴散，連醫生都嚇了一跳呢！」

接下來，我想回顧一下當時我的心情與行動。

各位聽過《治療癌症大事典》這本書嗎？這是一本蒐羅癌症替代療法，多達五百頁的超厚書籍。我從一九九〇年到九一年都在企劃並執筆撰寫這本書。我跑遍全日本採訪，從糙米蔬食、心理療法、丸山疫苗、蓮見疫苗、氣功、各式各樣的健康食品等，將當時被視為可疑之物的療法全都寫進書中。我很驚訝，癌末病患竟然用不被社會大眾認同的療法治好癌症，我心中「生病就要到醫院用藥物治療」的常識，就這樣土崩瓦解。

審定這本書的是帶津良一醫師，帶津醫師從那個時候就開始研究橫跨生老病死，甚至是死後世界的醫療（全人醫療）。他以西洋醫學、替代療法兼顧的方式治療癌症，不把「痊癒」當作絕對正義，願意和患者、家屬一起思考包含死亡在內的生命本質，是一位實踐前所未有的新形態醫療風格的醫師。

我因為這本書與帶津醫師結下良緣，對我而言，他是我一生尊為師長的重要人物。

托他的福讓我對替代療法知之甚詳，從事替代療法的相關人員都一致認為，癌症並非局部疾病，而是會受到整個身體或者心靈狀態影響的疾病。我在採訪時第一次聽到「自然治癒力」一詞。同時，我也經常因為替代療法從業人員的強烈個性而暈頭轉向。替代療法家非常孤立，明明致力於拯救大醫院都放生不管的癌末病患，卻不被社會接受，也沒有醫師對替代療法感興趣。因為不被認同，面對社會大眾時反而更加頑固。

替代療法往往築起厚厚的城牆，躲在只有信者追隨的世界裡，甚至有很多人認為「自己的療法最好」，完全聽不進其他人的說法，也有不少人徹底批判西洋醫學。因此，替代療法就更受孤立。

在此情況下，東大醫學系畢業的帶津醫師仍對我在《治療癌症大事典》中所做的採訪感興趣，並且提出詳細的意見。醫師當然沒有一味地誇獎，不過能夠獲得確實的評價，一定讓那些替代療法從業人員很開心。其中還有人穿著平常很少穿的西裝，特地遠道而來向帶津醫師打招呼呢。他們其實都是頑固卻又受人喜愛的人，現在那種個性派的人物已經很少見了。

我感受到替代療法有很大的潛力。**即便是被大醫院宣告無藥可醫的人，痊癒的可能性也不完全等於零。**千萬不要放棄，即使是癌症末期，也有很多事情可以做。我在採訪替代療法時，培養出這種正面積極的看法。

接到阿大的電話時，我覺得：「他一定可以去。」當時我很興奮，感覺自己開闢了一條通往奇蹟的道路。一直採訪替代療法與癌症患者培養出來的直觀告訴我：「現在就是出動的時候！」

我當時想介紹兩位醫師給阿大。由於阿大的癌細胞已經擴散到全身，手術、抗癌藥物、放射線等大醫院的標準療程無法處理。當然，大醫院就不在選項當中了，只有標準治療以外的療法才能找到活路。

另外還有一點，以現實情況來看，當時阿大已經處於必須要有死亡覺悟的階段。考量以上兩點，對阿大而言，必須在做好死亡心理準備的狀態下，尋找能夠逆轉勝的治療法。

我選了兩位醫師，分別是帶津醫師與蓮見賢一郎醫師（ICVS東京診所院長）。

蓮見醫師生於一九四八年，他以最先進的免疫療法（樹狀細胞疫苗療法）治療癌症患者。當時，我投注很多心力採訪蓮見醫師的免疫療法，也親眼見證其效果。我還參加患者的聚會，親耳聽到患者們戲劇性的康復歷程。

社會大眾對於免疫療法的評價非常差，我有機會與投入免疫療法的醫師一起參與某場宴會。當時，那名醫師曾經發牢騷說：「為什麼免疫療法會被攻擊呢？」他幫助了好幾名癌末病患從癌症中康復，然而仍有很多人抨擊免疫療法。

我想理由應該很多，免疫療法現在稍微開始流行，只要以免疫療法為招牌，就能吸引眾多患者。雖然是花費相當高昂的治療法，但總能吸引性命垂危的癌末病患。即便如此，實際上有時無法達到當初宣傳的效果，所以才會形成免疫療法把癌症患者當成肥羊的印象。

一樣是免疫療法，卻有很多不同作法，所以不能全都混為一談。畢竟是尚未確立的療法，因此每家診所培養免疫細胞的方式各有不同，補強免疫療法的藥物（免疫佐劑）也不一樣，醫師的技術也不能一概而論。

每種免疫療法之間的差異太多了，患者最好事先明白，即使都名為「樹狀細胞疫苗療法」，內容也不一定一樣，效果當然也各有不同。尤其是乘著這一波潮流才開始發展的免疫療法如雨後春筍般冒出來，我想這些療法應該都還不太成熟才對。雖然這些免疫療法確實尚未成熟，不過我仍然認為免疫療法具有很高的潛力。

我之所以被蓮見醫師的免疫療法吸引，其中一個原因就是發展的歷史很悠久。前一代的蓮見喜一郎博士是一位非常傑出的人物，即使受到醫學界的大力抨擊，仍然將一生奉獻給免疫療法（蓮見疫苗）。他的兒子蓮見醫師站在現代醫學的立場，原本也對蓮見疫苗持否定的態度。然而，他有次仔細確認過父親整理的病歷之後，對於其效果感到十分震驚。

蓮見醫師曾經告訴我：「當時我在大學醫院工作，看到父親的病歷後，發現好幾個自己在大學醫院待一輩子也不可能見到的案例。」

以這件事為契機，蓮見醫師一腳踏入免疫療法的世界。當時還是幾乎沒有醫師對免疫療法感興趣的時代，就得失層面來說，這絕對不是有利的選擇，還要承擔被周遭批評的風險。結果，這對父子一前一後將人生奉獻給免疫療法，這段來龍去脈很吸引我。

蓮見醫師非常謙虛、不擺架子的態度也讓我很有好感。他不否定手術、抗癌藥物、放射線治療，搭配更有效的方法從事治療的態度，讓我感覺到這就是今後醫療應有的樣貌。而且最有說服力的一點，就是我採訪的案例的確都有發揮效果。

我把這件事告訴阿大，剛好蓮見先生要辦演講。每年只有一、二次的演講，正好在這個時候舉辦，想必也是一種緣分。阿大去聽了演講之後說：「我至今聽了很多種說法，這是我最能認同的。」因此，他決定接受免疫療法的治療。

阿大整整花了十一個月才結束療程。治療結合了放射線療法與免疫療法（樹狀細胞疫苗療法）。

「剛開始接受診療的時，醫師告訴我：『一定會徹底治好！』而且還以淺顯易懂的方式告訴我理由。第一次有人這樣為我說明，所以我決定相信醫師。」阿大的心中充滿希望，也開始有了幹勁。他以興奮的心情接受治療，結果二月做檢查時，全身的癌細胞消失殆盡，完全就是逆轉勝全壘打。

從此之後，阿大每年都會去小笠原。看見阿大享受小笠原之旅的樣子，周遭的人也會感到快樂，他就是這樣散發出快樂的能量。

然後，二〇一五年夏天，阿大身上又發現惡性淋巴瘤，甚至已經蔓延到全身。本來覺得第二次罹癌，應該是真的不行了。不過，他採用強烈的抗癌藥物治療與免疫療法後又再度復活。阿大因為抗癌藥物的副作用，變成光頭。他本人應該經歷不少折磨，但是從旁來看與其說痛苦，不如說那英勇的樣子更令人印象深刻。

雖然阿大兩次罹癌都痊癒，但我希望各位不要認為光靠蓮見醫師的免疫療法就可以治好所有的癌症。即便我認為蓮見醫師的治療法是劃時代的醫療方式，然而，這個世界上沒有能百分之百治好癌症的特效療法，更何況還要做好必須花費高額治療費用的心理準備。

以阿大的情形來說，除了免疫療法的效果之外，阿大的「喜好」、「價值觀」、「個性」都和蓮見醫師的治療法非常契合，所以才會產生這麼戲劇性的療效。

阿大因為癌細胞消失終於鬆了一口氣，沒想到又再度罹癌，痊癒之後他去參加了帶津醫師的講座，被醫師問到：「治好癌症之後想做什麼？」因此，為他揭開了人生的下一幕。

原本心想癌症治好就好了，卻一直很在意帶津醫師的問題。自己究竟為什麼接連兩次都成功痊癒了呢？再這樣下去不行，來做點什麼吧，但是要做什麼好呢？阿大說他每天都在想這件事。

此時，我又扮演了重要的角色。那個時候我因為興趣而採訪自然農耕，便告訴阿大自然農耕的妙處。他很認同我說的話，所以決定回到自己的出生地鴨川市，開始從事自然農耕。

他毫無務農的經驗，突然開始的確很莽撞，但他開始投入之後，支持者一一出現，真的很不可思議。有從事大規模農業的人，了解阿大想做的事之後出手幫助。因為如此，阿大第一年就種出品質良好的稻米，接著還開始構想結合社會福利的架構。

緣分一直向外連結，大幅改變了他的人生，我想這也是因為他很努力吧。不過光憑個人的努力，應該無法走到這一步。正因為他重視緣分，才能開闢出一條路，而且還是一條引領他走上畢生志業的道路。

「務農雖然辛苦，但現在或許是我一生中最幸福的時光。癌症當然令人在意，但是如果再復發，蓮見醫生一定會幫我想辦法的。因為是我結了善緣的人，所以我百分之百信任他。」很少有人能這麼想，多麼痛快的生活方式啊。就像杉田玄白說的，不要執著於已經發生的事、不去擔心明天才會發生的事，船到橋頭自然直。

果然是這樣，阿大真是帥氣啊。看著努力活在當下的阿大，我不禁想合掌祈禱。

與治療方法、醫師以及他人之間的緣分

說到緣分，我深感採訪也是始於緣分，並且靠緣分進行的工作。每當我想採訪某個人，這時候就會有人連絡我：「有這麼一個人物，你要不要去見他一面？」正因為有

這樣的緣分，這次採訪進行得非常順利。

「癌症的倖存者嗎？這樣的人很多喔，一起去拜訪他們吧。」高田侑孝先生對我說了這一句令人感到可靠的話。其實我不太懂倖存者的意思，這是指得以存活的人，或是從癌症中康復的人嗎？我對這個詞很不熟悉，先不提有沒有痊癒，我個人倒是想把倖存者解釋為曾經罹癌的人。

他每年都一定會來參加我主辦的演講，主講人是西本診所的西本真司院長。去年辦演講時，高田先生也參加了午餐會議，當我說「其實我想和癌症患者見面，聽聽他們的經驗」時，他馬上回應我，並且著手安排與癌症患者見面的事宜。

「全日本都有患者，我們一起去拜訪吧。」他強而有力的話語，成為我的助力。

高田先生的地盤在九州。我們先在福岡會合，搭著他的車前往佐賀縣、宮崎縣，花了三天兩夜的時間走過大半的九州，甚至還去到廣島縣大竹市。總共採訪了七位癌症患者，其中有六人已經痊癒，甚至有人是在非常嚴重的狀態下康復。剩下的那個人病情已大致好轉，只是尚未達完全康復的階段。

高田先生本身並沒有罹癌的經驗，他是負責諮詢工作的人，原本是通訊相關的研究員，就在他研究量子力學這項專業時，開始對氣與生命能量等肉眼看不見的世界感興趣。接著他開始思考生與死的問題，探究人走完一生之後，該如何才能有一個更好的死法。某次他因緣際會得知褐藻醣膠（Fucoidan）這種物質，並且直觀地判斷：「這是個好東西。」

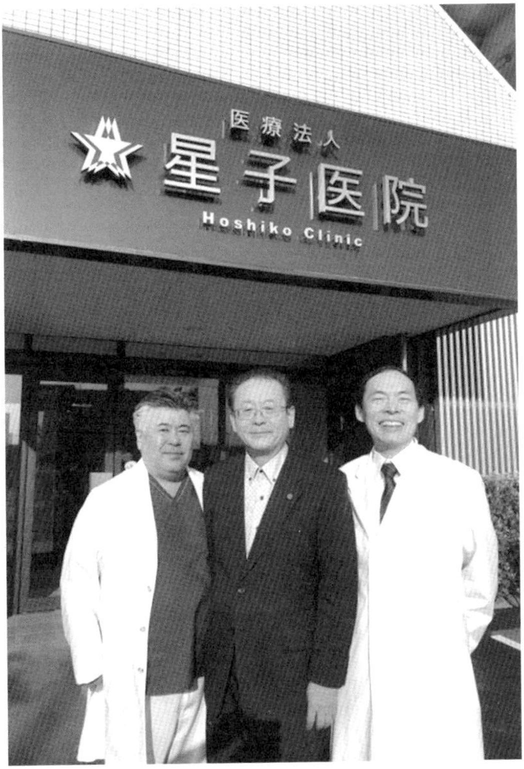

互相合作的妙趣（由右側開始依序為西本醫師、高田先生、星子醫師）。

所謂褐藻醣膠是大量存在昆布、裙帶菜、水雲藻等海藻類當中的成分，研究顯示對癌症很有療效。癌症是一種對人類而言生死攸關的疾病，他認為透過褐藻醣膠了解癌症如何生成、如何致死、如何痊癒，就等於思考人類的生命。

之後他身上的研究者之魂開始燃燒，於是徹底調查了癌症與褐藻醣膠。然後在九州大學的教授幫助下，以獨特的加工方式，開發出低分子褐藻醣膠的健康食品。

在與許多癌症病患相處的過程中，高田先生深感癌症治療的心因性影響非常大，只針對肉體治療並不足夠。於是他開始學習EFT情緒取向治療（Emotionally Focused Therapy），這是一種藉由刺激經絡，釋放負面情緒的心理療法。他取得治療師的認證，從事癌症患者的心理治療。

我對替代療法抱持正面意見，但以一般社會大眾的眼光來看，這是一個可疑的領域。為什麼大家會覺得可疑呢？我想原因之一，就是人們過度強烈的自我主張，認為「只要用這個就會痊癒」。

我大概在三十年前，曾經到處尋找癌症的特效藥和特效療法。就結論而言，很遺憾世界上並沒有這種東西。然而，有人因為糙米蔬食恢復活力，也有人因為修習氣功使得癌細胞消失，所以我知道不能忽視替代療法。從那之後我就開始關注巧妙運用西洋醫學、替代療法的整合醫療之必要性。

談到整合醫療，一定會提及亞利桑那大學的醫學系教授安德魯．威爾博士。一九九三年日本也曾出版他的名著《人為什麼會痊癒》，其中有一章提到「所有治療法的共通點為何？」因為讀了這一篇，讓我從尋找特效藥與特效治療的大夢中醒來。

博士說：**「沒有完全無效的療法，也沒有絕對有效的療法。」**這一點不限於替代療法，西洋醫學的療法也一樣。他廣闊的胸懷，令我大為感動。

我認為他是想告訴大家不要追求「絕對」，而且要打破西洋醫學與替代療法的框架，組合出不追求絕對的治療法，藉此提高治療功效，這才是今後醫療應有的樣貌。實踐這種醫療的醫師正在增加，高田先生擁有整合醫療醫師的人脈網絡，與醫師合作向患者提出建議。我認為這樣的人，在癌症患者迷失的時候，扮演了引路的明燈。

我經常邀請來為大家演講的西本真司醫師，他是高田先生的好搭檔，也是諮詢者一員，同時更是整合醫療的舵手。我想在此簡單介紹一下西本醫師。他是一位麻醉科醫師，擔任和歌山市西本診所的院長。他的診所專門做疼痛管理，對有疼痛問題的患者進行治療。

許多疑難雜症的患者前來求助西本醫師，背後當然有其緣由。畢竟西本醫師自己就曾經苦於潰瘍性大腸炎這種重症，與病魔纏鬥之後現已完全康復。他運用自己的經驗，採用各種療法，成功讓超過一百位潰瘍性大腸炎的患者，不需依靠藥物就回歸一般生活。

西本醫師自己在一九九一年發病，自從那之後七年之間病情時好時壞。惡化時會出現下痢、血便、腹痛、發燒等難受的症狀，每天都活在難以言喻、只有自己才了解的痛苦之中。據說嚴重的時候，一天之內就跑了三十六趟廁所，馬桶裡都是血便。曾經一個月之內體重就驟減二十三公斤，也曾經差一點就往生。每天都與死為伴，過著與病魔纏鬥的生活。

我在他被病痛折磨的時候與他相識，前文中曾經提及的真氣光氣功，就是我們結緣的地方，我們已經相識超過二十五年。剛開始他曾經接受藥物治療，只不過總不能一直依賴藥物，於是他開始修習氣功，嘗試各種替代療法。然而，事情不可能那麼順利，各種苦難排山倒海而來。但他咬牙忍耐，堅信一定會好轉，忍受著痛苦的症狀，一一克服難關。

這種疾病即使透過強效藥物和手術，頂多也只能暫時平穩病情，而且沒有痊癒的前例。要治療症狀，就必須持續服藥，可是他卻打算用替代療法對抗強敵，在當時可說是史無前例。現在他已經完全不需要服藥，我只能說他真的很厲害。每次我聽他談起自己的經驗，我都心想：「竟然能撐到現在」，不禁熱淚盈眶。

正因為他有這些痛苦的經歷，更能站在重症患者的角度進行治療。對他而言，潰瘍性大腸炎的患者，就是自己的分身。他總是認真對待病患，絕對不會置身事外，也絕對不會採用目光短淺的治療方式。結果，他成就了讓超過一百名潰瘍性大腸炎患者康復的壯舉。他也下定決心，今後也要繼續用這樣的態度面對病患。

最近，向西本醫師求診的患者越來越多。在和歌山有一個專為重症患者設計的三天兩夜集訓活動，集訓剛開始會做血液檢查等檢驗，確認病患的身體狀況。以病患的狀況為基礎，進行限醣飲食（節食療法）、呼吸法、音樂療法、大笑療法、負離子、自律訓練法、想像療法、氣功、健康講義等活動。若有需要，也可以借重西本醫師的專業，接受星狀神經節阻斷注射。

雖然是為了治療而辦的活動，不過沒有太嚴肅的緊張感，反而是大家說說笑話、開開玩笑（大笑療法），或者大唱卡啦ＯＫ（音樂療法）的地方。這個計劃就是要讓患者在享樂之中，學習有關身體、心靈以及治療的知識。

「來找我諮詢的患者，我都會建議他們去參加這個集訓。」高田先生也和西本醫師合作，支持著患者。癌症這種疾病，越研究就會越了解箇中的怪誕複雜。

光蒐羅治療法還不夠，同時也必須注意日常生活與心靈層面的問題（生活方式、思考方式、感受方式）。若忽略生活與心靈的問題，無論服用多少優良的健康食品也不會有效果。西本醫師的集訓，最大的特徵就是以調整生活與心靈為基礎，然後再加上高田先生所知的各種治療法，提升治療效果。

福岡縣柳川市星子醫院的星子勝醫師，也是高田先生強大的伙伴之一。圓滾滾的身材加上大鬍子，感覺就是一個很親切的人。

我認為選擇醫師的時候，最好把面相和氛圍列入判斷條件。雖然的確有那種板著一張臉的名醫，但是我個人不太喜歡那種類型的人，因為這樣病患會就緊張到說不出話來。就這一點看來，從事整合醫療的醫師，大多都是笑臉迎人、能夠緩和病患心情的類型。如此一來，病患便能輕鬆向醫師詢問各種問題。

對我來說，星子醫師是一位非常合格的醫師。據說他原本是大醫院的消化系外科醫師，想必當時和現在呈現的氛圍應該完全不同吧。這種體格和大鬍子，如果露出可怕的表情，大概更難以親近。我一邊想著這些事，一邊聽星子醫師的故事。

星子醫師的堂妹罹患乳癌是一個大轉機，讓他開始從事整合醫療。他的堂妹也是醫生，雖然有接受手術，但拒絕了抗癌藥物治療。最後運用各種替代療法，成功治好癌症。星子醫師心想：「竟然還有這種方法。」從此之後便開始對替代療法產生興趣，並在治療過程中加入替代療法。

「治療不能一直攻擊癌細胞，也必須提升患者的免疫力。」這儼然已經成為他堅定的信念。「只採用西洋醫學，不能稱為醫療。」以這種思考方式做為基礎，將替代療法引入癌症療程中的醫師雖然仍屬少數，但也在慢慢增加中。

我希望各位能夠注意一點，**那就是醫生有很多種類型，免疫療法也各有不同，就算標榜替代療法或整合醫療，內容也會有差異。**即便是醫界，也會有人為了賺錢而搭上這股潮流，這時候就需要看人的眼光了。磨練前述的直覺與直觀，在重視緣分的前提之下，想必能遇到對自己而言最好的醫生。

能與什麼樣的醫生結緣，可以說是攸關性命的重要問題。療法與醫師都必須慎重選擇。

「高田先生，真的很謝謝你邀請我。」我數度向高田先生道謝。和他一起在九州繞了一圈，讓我有重大發現。每個我們造訪的地點，都讓我深感：「只要像這樣有可靠的人和場所能夠安心諮詢，對患者來說多有幫助啊。」

面對醫生時，總是會有不知道能不能諮詢的問題，醫生和患者之間的關係，往往比較拘謹。既然如此，那就找難度比較低又可以諮詢的人就好。高田先生比醫師擁有更多能輕鬆諮詢的醫療專家人脈，他的周遭之所以有康復或大幅改變生活方式的重症罹癌病患，正是因為有這些醫療專家存在。我認為至少這次採訪的七位病患能夠康復，最重要的因素就在於這一點。

治療癌症不需要自己一個人努力，畢竟像癌症這種大病，不可能光靠自己的努力治好。只要看看周遭，就會發現有很多人可以提供幫助，這也是一種緣分。既然如此，就要好好應用緣分，讓緣分成為戰鬥力之一。

九州之行讓我深感大聲呼救、用坦率的心情面對，以及找人諮詢是多麼重要的一件事。

求助漢方諮詢藥局以跨越危機

宮崎縣的龜田美津子女士（假名），是一位四十幾歲的家庭主婦。她在三年前洗澡的時候，發現乳房有硬塊。

「雖然心裡不想承認是癌症，但是跟周遭的人商量後，大家都說最好去醫院檢查，所以我就去附近看婦產科。結果院方告訴我要去看外科，後來還要我去大醫院做檢查。當時我就覺得情況不太妙，整個人很不安。」

她是一個身材嬌小、非常可愛的人。她回想著過往的記憶，小聲回答我的問題。她說自己是一個很膽小的人，打從發現硬塊之後，她的內心就因為不安與恐懼而膨脹到快要爆炸。可能是因為想起當時的情形，採訪時她偶爾會眼眶含淚、一時語塞。

後來丈夫陪她一起去大醫院接受檢查，終於到了檢查報告出爐那一天。

「我整個人陷入不安的情緒中無法自拔，所以醫生宣告我確實罹患癌症的過程，其實我幾乎都不記得了。腦袋一片空白。回家之後我甚至還問我丈夫醫生說了什麼？我唯一記得的是離開診間之後，護理長站在那裡，看到護理長之後我就淚流滿面、嚎啕大哭。護理長安慰我『會沒事的』，這句話讓我覺得很窩心，心情也稍微平靜下來。」

當時她應該沒有多餘的心思去想以後的事，因為我也是一個膽小鬼，所以很能了解她的心情。總之，她決定按照主治醫師的指示動手術。

距離住院還有兩週的時間，她說她那段時間一直哭，多虧丈夫在她身邊安慰她。要怎麼告訴父母呢？先不要告訴年幼的孩子吧……在丈夫的主導之下，他們一一討論現實的問題。雖然她在癌症的壓力之下幾乎就要崩潰，但是因為有丈夫和她一起思考能做、必須做的事情，她的情緒才能稍微冷靜下來。

龜田女士在丈夫的支持下，撐到最後一刻。我想她的丈夫一定也很難過，癌細胞已經轉移到淋巴結，骨骼也疑似有癌細胞，病情的確很不樂觀，但他並沒有告訴龜田女士，自己默默承受。他沒有癌症相關的專業知識，再怎麼鼓勵也有極限，於是龜田女士的丈夫也越來越不安了。

動完手術之後，開始抗癌藥物治療時，兩人面臨巨大的考驗。一次、兩次……治療不斷持續，終於在第四次療程結束時，龜田女士脫口說出：「我不行了！」「那已經超越痛苦的程度了。不能起身整個人動彈不得，吃不下飯也不能刷牙、洗澡，沒辦法照顧孩子。我只能一直躺著。」

掉髮也讓她受到莫大衝擊，白血球數量不到二千，精神和肉體都受到莫大損傷，讓她變得意志消沉又憔悴。丈夫看著這樣的龜田女士也非常擔心，心裡迷惘到極點，心想就這樣繼續接受抗癌藥物治療真的好嗎？完全無法判斷如果這時中斷抗癌藥物治療會怎麼樣？中斷真的好嗎？就算和主治醫師商量，對方也不可能果決地說「那就中斷吧」。龜田女士在迷惘之中進退維谷，究竟該怎麼辦才好呢？

此時，強而有力的幫手出現了。雖然說是出現，不過龜田女士從以前生病的時候，就會向安田藥局的安田尚人藥劑師諮詢，這次她也決定向安田先生傾訴自己的煩惱，這件事就是一大轉捩點。龜田女士說：「沒想到可以迎來露出笑容的一天。」安田藥劑師對她來說，就像是出現在地獄的佛祖一樣。安田先生雖然年輕，但是很可靠，這段緣分就是一段充滿感恩的里程碑。

各位知道漢方諮詢藥局嗎？如果大家走在路上稍微注意一下，應該就會發現才對。我對漢方諮詢藥局的印象，就是店裡店外到處貼著「高血壓」、「體寒」、「肩頸僵硬」等海報，用又粗又黑的毛筆書寫，再加上硃砂色的圈圈或線條強調文字。透過玻璃門看過去，會有個身穿白衣、看起來不太親切的歐吉桑坐在諮詢櫃台裡，而且店內灰暗暗、充滿中藥味。

不知道從芳香療法的角度來看，燉煮中藥的味道有沒有什麼療效。我雖然不討厭中藥味，但是總會聯想到生病，讓人心情好不起來。這麼說有點失禮，不過漢方諮詢藥局這個名字，聽起來就讓人很難走進去。因此，我從來沒有去過漢方諮詢藥局。

然而和高田先生同行的九州之旅，完全改變我對漢方諮詢藥局的評價。

「真厲害，漢方諮詢藥局就是關鍵吧。在採訪途中乘車時，我好幾次都這樣對高田先生說，這真的是很重大的發現。漢方諮詢藥局扮演讓癌症患者重新振作起來的重要角色。這次採訪的對象與漢方諮詢藥局的藥劑師都很親近，只要身體有什麼不舒服，都能輕鬆到藥局去和藥劑師商量，在良好的人際關係之中治療癌症。

所謂的漢方諮詢藥局，就是由曾經修習過中藥知識的藥劑師，從東洋醫學的角度

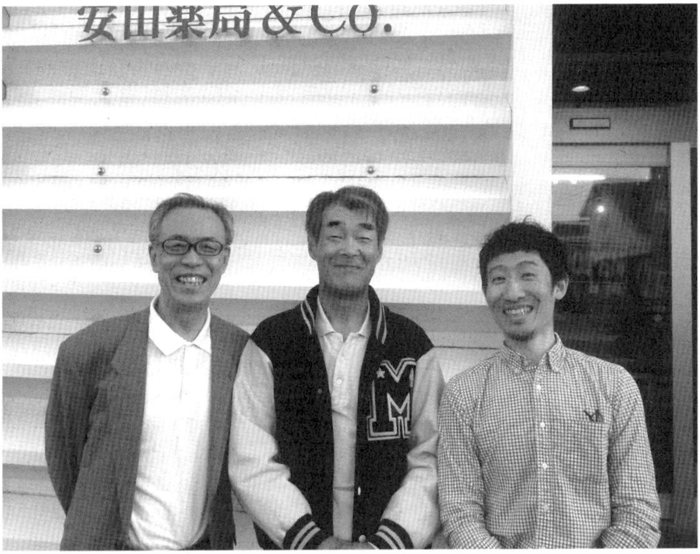

說他每天都笑著過日子的種市先生（中間）。右手邊是安田藥劑師，左為本書作者。

針對疾病提供意見。主要的業務是為飽受疾病困擾的人諮詢開立中藥藥方，同時也販售感冒藥、營養劑、健康食品等一般藥局的商品。

安田藥局是漢方諮詢藥局，不過和我印象中的藥局完全不同。外觀非常具有現代感，乍看之下就像一間漂亮的咖啡店。地點就在JR豐本線的門川站旁，算是非常顯眼的地標。進入店內後，我嚇了一跳。不只外觀像咖啡店，實際上裡面也真的有附設咖啡廳呢，安田先生有時候還會從藥劑師變身為咖啡師。

在向安田醫師諮詢之後，龜田

女士身上發生什麼改變呢？

第一個得救的人是龜田女士的丈夫，安田先生告訴我當時的情形：「龜田女士的丈夫來找我諮詢，他說妻子在醫院做了治療，但是完全沒有好轉的跡象。他覺得這樣的治療是不對的，但又不知道該怎麼判斷，所以非常困擾。他雖然覺得應該要終止抗癌藥物治療，可若是判斷錯誤，妻子反而因此過世該怎麼辦？他煩惱到心力交瘁。」

這是人之常情。如果是自己的話，馬上就可以下決定。但是這關乎愛妻的生命，況且妻子非常依賴他，所以無論如何他都想找到「正確答案」。我想他一定滿腦子都是這些想法。

然而，他已經到達極限了。難道沒有人能夠傾聽自己的煩惱嗎？他環視周遭之後，發現還有安田藥劑師能提供幫助。安田先生花時間傾聽他的煩惱，然後提供自己的意見。除此之外，也和高田先生、西本醫師、星子醫師商討，一起尋找現在這個狀況中最好的解決方法。

癌症患者經常會感到不安，縱使今天可以暫時擺脫煩惱，明天也會再度沒入煩惱之海，就這樣不斷循環。在這種狀況下，總有一天會溺死在煩惱之海中。他們需要有人提供救命的浮具，安田藥劑師便扮演了這種角色。龜田女士現在已經完全不需要藥物治療，只要隔幾個月到醫院檢查即可。

龜田女士說：「做檢查之前我還是會害怕。像這種時候我就會去找安田先生聊一聊。」比起特效藥，安田先生的存在對龜田女士影響更大。

我也採訪了另一位患者——種市豐先生。他生於一九五三年，和我見面的瞬間就淚流滿面，不斷反覆說：「我真的重獲新生，內心除了感謝還是感謝。」我可以感受到他發自內心的感動與感謝。

三年前，他在右肺上葉發現大面積的癌細胞。醫院告知：「已經是第四期，沒辦法動手術。」院方建議使用抗癌藥物與放射線治療，但他的朋友曾因為這些治療在痛苦中死去，所以種市先生便拒絕了。如此一來，等於是斷了標準治療的路。那接下來該如何是好呢？他去找安田藥劑師諮詢這件事。

「我來找安田藥劑師諮詢的時候，剛好他正在和星子醫師講電話，因為這層緣分讓我認識了星子醫師，開始接受褐藻醣膠等治療，二〇一六年十月做檢查的時候，結果顯示毫無異常。」他說自己真的很幸運，並再度用手帕按著眼角。

種市先生以前就經常和妻子一起到安田藥局諮詢，在這段緣分之下，讓種市先生認為也只能依靠安田藥局了。

種市先生和安田藥劑師聊了很多，包含對醫院的不信任、對職場的不滿；感謝嚴格管理他日常飲食的妻子，以及把在外地工作的自己叫回來家裡的丈母娘；對故鄉秋田縣的回憶，以及兒子們的瑣事等等。這些安田藥劑師都笑著傾聽，完全沒有露出不耐煩的表情。在他說這些話的時候，不安漸漸消失了。就在這時，安田藥劑師告訴他：「您真的很努力呢，不過稍微放鬆一點或許會比較好喔。」這句話多麼令人感動，充分聽完對方的話之後，脫口而出這一句，讓我感覺到安田先生的能力。

感到煩惱的時候就去藥局，在和藥劑師商量的同時，心中的煩悶就會漸漸消失，讓病患找回活力再回家。

病患和醫師之間很難建構這種關係。話雖如此，家人和朋友也很難做到。既是疾病的專家，又比醫生更容易諮詢的對象，這就是安田藥劑師。

手術兩個月前徹底鍛鍊體力，獲得驚人的康復成效

同樣位於宮崎縣綾町的鄉田藥局裡，有一對夫婦正在等我。

綾町整個村莊都推行盡量減少農藥與化學肥料的有機農業（自然生態系農業），因為一直守護著日本第一的常綠闊葉林（由終年有綠葉的樹木形成的繁茂森林）成為「與自然共生的村莊」，在全世界廣受好評。

鄉田藥局的藥劑師鄉田美紀子的父親，就是打造該村莊基礎的大功臣。他以町長的身分，振興日漸凋零的村莊。

在綾町的經濟狀況非常艱困的時候，營林署表示想要砍伐當地的常綠闊葉林，拿去做紙漿等產品的原料。如果這項事業順利進行，那麼村民就可以找到工作，如此一來便可以改善當地的經濟狀況。

然而，鄉田前町長持反對意見。綾町大部分的面積都是常綠闊葉林，至今仍保留這麼大面積的地方，放眼全世界都很少見，砍伐這些樹木簡直就是太不像話了。一旦決定這麼做，將來怎麼面對後代子孫？鄉田前町長獎勵農業、木工、染布等運用大自然的

各種產業，在守護環境的前提下，打造出與自然共生的綾町。

鄉田藥劑師繼承父親的血脈與精神，希望能為人們、為綾町奉獻。她不只經營藥局，也打造了有機咖啡廳、住宿設施。咖啡廳是村民的交流場所，因為有住宿設施，所以患有疑難雜症的人可以在此住宿，集中接受藥劑師舉辦的健康指導。據說還有人從北海道遠道而來。

我在鄉田藥局採訪廣川安信先生與智子女士（假名）這對夫妻。安信先生告訴我，他在二〇〇八年健檢時發現罹患食道癌，隔年動手術完全摘除食道的經驗。當時安信先生五十二歲，正值壯年。

「摘除整個食道，把胃拉高直接連接喉嚨。當時的作法是折斷肋骨，從肺部後面把胃拉上來。」雖然是一場很艱困的手術，不過復原情況非常好。智子女士笑著告訴我當時事情的經過。

「手術後三天都沒有恢復意識，一直待在加護病房裡，我很擔心他。不過第四天去醫院的時候，我嚇了一大跳。他坐在床上和醫生、護理師有說有笑。當時身上還插著管子呢。醫生問說：『要怎麼做恢復力才會這麼好啊？』還很佩服他的體力。

原本在手術前護理師還很同情地對我說：『夫人，您的先生總有一天會離開加護病房的。』讓我很不安，擔心這個人該不會就這樣一直臥床不醒。結果，才一個禮拜就離開加護病房了。負責的護理師也很驚訝地說：『沒想到他這麼快就能離開加護病房。』」他良好的復原狀況令人驚訝。

我問安信先生：「您在加護病房時都在聊什麼？」

安信先生開心地說：「我很喜歡做甜點，所以告訴護理師食譜啊。」這種開朗的性格真好。他的癌症療程就此結束，不需要服用抗癌藥物或者放射線治療。他現在已經退休，享受自己最喜歡的棒球，也會參加馬拉松大賽，每天都過著活力充沛的日子。

「我住院前買了一本筆記簿，開始寫日記。我最一開始就寫『五十二歲的我，再度站上投手丘吧！』當然後來也真的實現了。現在也一直都有在投球。」

安信先生一邊做出投球的姿勢，一邊得意地大笑。他身形壯碩又很有力量，感覺應該可以投出很快的球。六十幾歲的人，經歷一場大手術後竟然還能享受運動，讓同為六十幾歲的我，從他身上獲得不少活力。

為什麼他的恢復力會好到讓醫生訝異呢？安信先生說，鄉田藥劑師的建議產生了很大的影響。

「診斷出罹患癌症之後，我馬上就去找鄉田藥劑師商量。我太太以前曾經有恐慌症的問題，當時我們也受到鄉田藥劑師的幫助。從那之後，只要發生什麼事我們都會去找她商量。

雖然別人常常問我，得知罹癌是不是很震驚，但是我其實很淡然，因為我相信自己一定會痊癒。我能這麼想，大概也是因為有鄉田藥劑師在背後支持我，讓我覺得很安心吧。」

從診斷出癌症到進行手術之前，有兩個月的時間，這段時間安信先生和鄉田藥劑師合作，努力鍛鍊出能夠撐過手術的體魄。安信先生服用褐藻醣膠與中藥，練習跑步訓練肌肉，他抱著要貫徹自己能做到的事情的決心。所以手術那天夫妻都做好心理準備，畢竟「該做的都已經做了」。手術的傷口快速復原，也讓護理師很驚訝。安信先生說，經此一役，他對自己的生命力充滿自信。

更讓安信先生感謝的是鄉田藥劑師能夠設身處地，照顧有時快要被壓力擊垮的智子女士。因為有鄉田藥劑師的支持，智子女士才能度過危機，讓安信先生毫無後顧之憂，專心面對癌症的療程。

智子女士很自責，認為自己沒有做好丈夫的健康管理，才會讓安信先生罹癌，也很害怕丈夫會不會就此離開人世，因為不安而哭泣。每當這種時候，她都會去找鄉田藥劑師，鄉田藥劑師把她當成自己的孩子一樣對待。

「一起吃飯吧。」和鄉田藥劑師一起製作美味的有機飲食，讓智子女士的心情變得正向積極，讓她心想：「下次也做給老公吃。」

「今天就在這過夜吧。」她們一直聊天聊到深夜，在說話的過程中，不安和煩惱都煙消雲散了。

鄉田藥劑師和廣川夫婦之間建立起非常良好的人際關係。我深刻感受到這種人與人之間的溫暖情感，能救人於水火、讓人生更豐富。

常言道，**人不可能獨自過一生**。我認為這句話說得很對，人和人之間應該互相幫助。只不過現代社會中，這種人際關係已經逐漸消失，變成一個無法呼救的社會。自己罹患癌症或者家人被宣告罹患癌症，如果一個人獨自承受，一定會崩潰。我在九州遇見的人，都懂得依靠漢方諮詢藥局的藥劑師，對他人傾訴自己的煩惱，然後再一起思考接下來該怎麼做。

我自己也試著思考，我有沒有能夠求救，或是遇到問題時，心裡浮現：「啊，可以找這個人商量」的對象。生命中能有一、兩個這樣的對象，讓我覺得很幸福。

人們聚集的藥局成為互相分享的療癒場所

結束九州的採訪之旅後，我搭乘新幹線前往岩國，轉乘山陽本線並在大竹站下車。大竹市是位於廣島縣西南方、人口不到三萬人的小城市。向西過一條河就是山口縣，瀨戶內海的沿岸有很多大工廠。

我在大竹站下車，搭計程車前往今田藥局。這是一間和高田先生有往來的漢方諮詢藥局，由今田省先生、今田優子女士這對夫妻一起經營。

「打擾了。」我打了聲招呼走進店裡，立刻嚇了一跳。好幾個大水族箱映入眼簾，水族箱裡有巨大的魚（據說是叫做龍魚的古代魚種）以及可愛的大烏龜。除此之外，還有精力充沛的小狗也出來迎接我。

店內正中央有一張可容納十人座的大桌子，剛好周圍被水族箱包圍。周遭有數名女性正開心地聊天，這好像就是今田藥局的日常風景。我打了招呼，大家便開始移動挪出位子給我坐。高田先生正在和應該是優子夫人的女性說話。高田先生一直說「優子女士是一位美女喔」，他的眼光的確沒錯，優子女士應該可以說是典型的和風美女。她從事英語口筆譯工作，也是教授日本舞蹈的老師，總而言之是個多才多藝的人。

「那隻烏龜的名字叫做彭太喔！很可愛吧。」坐在內側的一名女性向我搭話，她好像發現我一直盯著烏龜看。原來叫做彭太啊，一定是很稀有的烏龜吧。就這樣我融入了大家聊天的話題，也順利傳達今天採訪的宗旨。順帶一提，那條龍魚名叫哈利。

和我分享罹癌經歷的人，就是剛剛坐在內側的女性——泉川美子女士。她在二〇〇七年被診斷出子宮肉瘤（癌症）。再這樣下去癌細胞轉移的風險很高，所以院方建議動手術。

「因為劇痛所以到婦產科求診，對方要我馬上去大醫院做檢查，結果發現七點五公分和三點五公分大小的肉瘤。因為我肚子上沒什麼肉，所以用手摸就可以摸得到腫瘤。院方表示目前沒有空的病床，要下個月才能動手術。

我馬上就去找優子女士商量，以前我的異位性皮膚炎很嚴重的時候，曾經受過她的照顧。當時皮膚狀況很差，連衣服都沒辦法穿，就連寒冬都只能圍著浴巾生活。而且臉腫得不像話，就像被拳擊選手打過一樣，有長達六年的時間，幾乎沒有出過家門。我打電話向優子女士諮詢，由她的父親或省先生騎腳踏車幫我送中藥。托他們的福我終於康復，也能外出工作了。因為這段經歷讓我完全信任優子女士，所以當時也毫不猶豫，馬上就決定求助於今田藥局。」

泉川女士盡可能撥時間前往今田藥局，只要去到藥局，就會遇到今田夫婦與心意相通的夥伴，彭太和哈利也會讓她充滿活力。這是一個讓人覺得輕鬆舒適的場所，只要待在這裡就能充滿活力。她服用褐藻醣膠，遇到什麼問題就詢問今田夫婦。

聚集在藥局的人的經驗真的很有幫助，大家一起分享疾病、工作、家庭的寶貴經驗。托大家的福，她對癌症幾乎沒有感到不安與恐懼，小小的光明漸漸變得越來越大。半年之後，她用手觸摸也感覺不到身上的肉瘤了。

泉川女士笑著說：「當初醫生說不馬上動手術就會死，結果我堅持拒絕手術，那位醫師要是再見到我，大概會以為遇到幽靈而嚇一大跳喔！」

為什麼肉瘤會消失呢？我想大概可以歸納出幾個原因：

- 泉川女士與今田夫婦之間強韌的信賴關係，以及適當的建議。
- 與高田先生合作，服用褐藻醣膠的效果。（今田藥局是褐藻醣膠推出初期的創始成員，所以病例是最多的。）
- 能在店裡和其他人分享經驗。

聽著她的經驗，我深深感受到場所的能量有多重要。只要親自到這個地方來，就更能了解這一點。愉快地和今田夫婦以及其他人聊天，心情就越來越放鬆，感覺自己絕對能做到，人也變得正面積極。

「大家都這麼說呢，我盡量打造一個輕鬆的氛圍，讓大家來到這裡就能安心說出自己的事情。我會注意不要傷害到任何人，盡量不插嘴，站在對方的立場傾聽大家的煩惱。聽著大家的經驗，就可以抓到解決自己問題的提示。我也會告訴大家，即便沒有要買東西也可以來店裡玩。如果覺得這裡很舒適，想待多久就待多久，我也會準備咖啡。

希望大家都在這裡有收穫，然後帶著收穫回家。」

在這樣自由、宛如自家的氣氛中，優子女士不斷觀察每個人。如果覺得對方需要建議，就會視狀況向對方搭話。大家一起在這裡聊天其實就是一種諮商，除此之外，當然也可以個別諮詢。

泉川女士在身體康復之後，仍然盡量撥空前往藥局。她說只要來到這裡就能獲得各種資訊，自己也感覺被療癒。而且，分享自己的經驗，讓其他人覺得開心、獲得活力，就是她無上的喜悅。

心靈療癒就是分享經驗

高田先生介紹給我的漢方諮詢藥局，對因為癌症而煩惱的人來說，無疑是沙漠中的綠洲。

今田藥局也是聚集了很多人的綠洲，今天聚在這裡的成員中，除了泉川女士以外，應該還有其他罹患重病的人吧。然而，在笑聲不斷的開朗氛圍中，感覺可以瞬間忘卻病痛，在聽著其他人經驗的時候，讓自己也充滿希望，那或許就是這個場所的功能吧。

此外，這裡發生過很多美好的相遇，例如有一個人說：「常常有人在這裡找到工作呢。」據說經常會有人在這裡找員工。今田藥局的顧客之中，不乏經營者或位於市政中樞的人物，也有很多醫生，所以經常在這裡締結良緣。

優子女士解釋說：「坐在這張桌子前的人，大多都面臨過『生死攸關』的嚴峻局面，而且可以笑著平靜以對。他們都以各自不同的方法克服困難，相信自己一定沒問題。大家都經歷過痛苦的人，所以坐在這張桌子前的人都能彼此信任。因此，找工作的事情也大多能順利進行。」

透過今田藥局這個場地，牽起人與人之間的緣分。因為是基於信任之下連結的緣分，所以能安心說出真正的心裡話。

優子女士說：「聚集在這裡的人會互相幫助，有一種生命共同體的感覺。」

泉川女士還告訴我這樣的經驗：「如果身體康復或者發生什麼好事，有些人會抱著感謝的心放一些錢在這裡。他們抱持著『希望這些錢能幫助其他人』的心情，把錢交給我們。所以我們會把這些錢捐給福島的受災戶，或者幫助有困難的人，自然而然地就產生這種氛圍。」

「曾經有一位在這裡認識的人，買了健康食品和水給我，他只對我說：『這個對身體很好。』這裡就是一個輕鬆就能做到這種事的地方，大家就像真正的家人一樣，聚集在這裡的人，看到別人有困難就會想伸手幫忙。」

自己康復之後，並不代表故事結束。自己痛苦萬分的時候受到別人幫助，所以這次輪到自己幫助別人，**如此持續培養出充滿快樂與感謝的善緣**。只要待在這裡，感覺就會出現這樣的心情。

二十年前左右，我曾經造訪美國印地安的霍皮族部落。當時見到一位從事靈魂治療的男性巫醫，他問了我一個問題：「何謂心靈療癒？」

我答不上來只好沉默，然後他告訴我：**「心靈療癒就是分享經驗。」**

我恍然大悟。以前一直認為治療人應該需要某種技術，然而他卻告訴我，自己的經驗就是療癒的種子，把種子分享給別人就是一種心靈療癒。從這個層面看來，今田藥局的那張桌子周圍確實充滿療癒的能量。我一抬起頭，就和彭太四目相接，彭太得意洋洋的表情就好像是在說：「怎麼樣，懂了嗎？」

大家一起熱烈地聊了一陣子之後，一位看起來五十幾歲的女性走進今田藥局，她似乎也是常客之一。跟在她身後的是一位年輕女性，她介紹這是她的女兒。

高田先生告訴我：「其實這位女士的丈夫去年五月過世了。」從發現癌細胞到死亡中間只隔了半年，健檢時發現癌細胞已經太遲了。他罹患末期胰臟癌，癌細胞到處轉移，醫師宣告他只剩兩個月壽命。

「他雖然是個膽小的人，但是完全沒有說喪氣話。他說『我們不是還有這裡可以依靠嗎？一定會有辦法的』，馬上決定要把自己的病交給省先生和優子女士。」

對她的丈夫而言，這間藥局就是心靈支柱。感覺不安的時候就到這裡來，和今田夫婦、夥伴們聊聊天就會變得平靜。心裡會湧現「絕對沒問題」的情緒，「還有這裡可以依靠」的想法，讓他獲得生存的勇氣，也能忍受對死亡的恐懼。

「其實他大概多活了五個月，最後兩個月已經不再疼痛，死前一天還把美味的咖哩吃得一乾二淨。沒有腹腔積水也沒有出血，就像是衰老而死那樣安穩。我認為癌症已經治好，他之所以會死是因為壽命到了。」這位夫人帶著微笑告訴我來龍去脈。

丈夫去世之後，她仍然經常來藥局。就連她的女兒感覺工作疲倦的時候，也會在回家的路上繞過來這裡充電。聚集在這裡的夥伴們，都在心靈深處建立起「絕對沒問題」的信賴感，彼此分享經驗。增加可以互相幫助的場所，就能幫助更多的人，也能讓社會更加健全。我在心裡確信了這一點之後，與聚集在藥局的歡樂夥伴們道別。

人類並不強悍，大多數的人都經常伴隨著不安與恐懼生活；人類也很脆弱，隨時可能會因為一點壓力就崩潰。然而，應該有很多都一直被父母和老師灌輸「不能示弱」、「堅強地活下去」、「不要依賴別人」、「不能輸」、「不能逃避」等觀念。就算遇到難過的事情也要咬緊牙關撐下去，這種態度被當成是一種美德。

很少有人被診斷出罹癌還能泰然自若，大多都會心想自己的生命終於走到盡頭，感到灰心喪志。無論到幾歲都一樣。不可能因為是高齡者罹癌就要求對方冷靜，任何人面對死亡的危機都會驚慌失措，這種反應並沒有錯。我認為說喪氣話、依賴別人甚至逃避都無所謂，但是對誰傾訴、依賴誰、逃去哪裡非常重要，這一點正彰顯了結緣的重要性。

之前提到宮崎縣的龜田女士，她一直說自己是「膽小鬼」、「愛哭鬼」，不過還是和我分享了經驗。自從罹癌之後，她就未曾停止哭泣，也老是說喪氣話。儘管如此，老天爺仍然沒有放棄她，丈夫與眾人都在支持她。當心靈無法接受的時候，就會有人為她加油打氣。她擁有覺得害怕就會說出口的坦率個性，而且也有人願意接受這樣的她，並且給予適當的建議。

面對危機時，不要一個人摸不著頭腦地努力，抬起頭來看看周遭，一定會有願意幫助別人的人。只要求救，一定會有人來幫助你。對阿大而言，我就發揮了這個效果。本章介紹的高田先生，和漢方諮詢藥局的藥劑師們，也都扮演了相同的角色。

遇到困難就坦率地找人商量、依賴別人，逞強並不是真正的強大。有一個能示弱的對象，偶爾說一些喪氣話，這不也是一種生存的能力嗎？

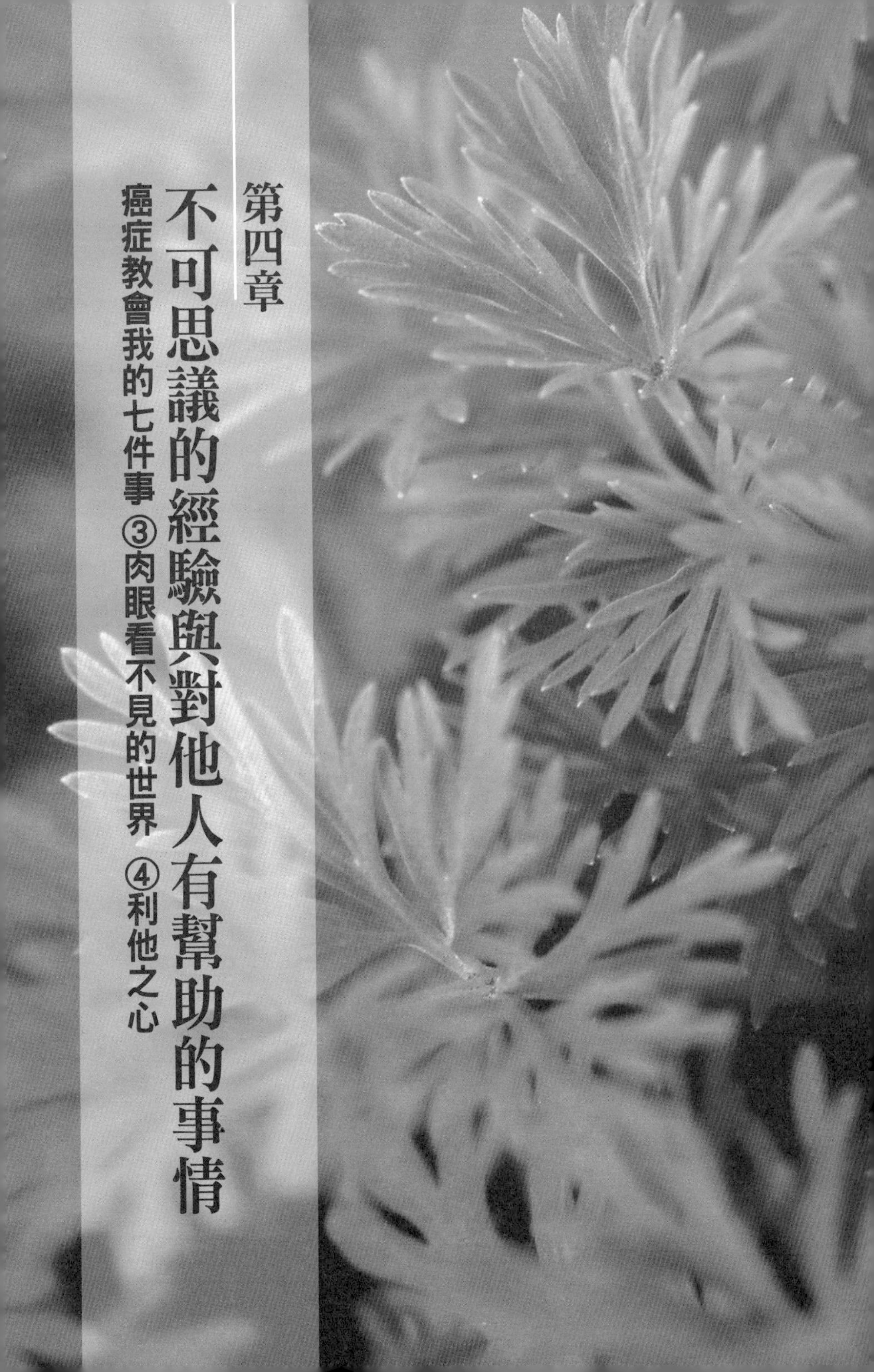

第四章

不可思議的經驗與對他人有幫助的事情

癌症教會我的七件事 ③肉眼看不見的世界 ④利他之心

任何事情都比不過親身體驗

談到靈異事件或死後世界、神明等話題，往往會被歸類為宗教、怪異且沒有教養。然而仔細想想，日本人正月會到神社參拜、許願，蓋房子時會辦地鎮祭，人們重視掃墓的習俗，碰到問題也會求助於祖先，其實一生都和肉眼看不見的存在一起生活。最近，造訪靈異景點、到神社參拜蔚為一股社會潮流，超自然現象的世界也廣為年輕人接受。

我年輕時是唯物論者，相信變成有錢人或名人就等於成功。我不曾在佛壇前合掌祈禱，也幾乎沒去掃過墓。然而，一九八八年到中國旅行時，我遇見氣功，從此改變了自己的價值觀。

本來只是出自於興趣，試著從中國氣功師身上接氣。那名老氣功師是一個身型嬌小的老人，從距離我三公尺左右的地方，將雙手對著我往前伸。我閉上眼睛靜靜站著，就常識來說，在這種狀態下不可能會發生什麼事。然而，實際上卻真的發生了。

我的身體竟然一下子被往前拉，一下子被往後推，而且力氣大到讓我的身體搖搖晃晃，一下子往前踏了好幾步，一下子又往後退。那絕對不是我的錯覺，確實有一股力量讓我移動。從此之後，我便開始熱衷於採訪氣功。

真氣光的中川雅人老師，讓我親眼見證各種奇蹟般的痊癒案例：原本因為腰痛無法坐在地板上的人，經過一次治療後就能伸長腿坐著了；有聽覺障礙的人，接受治療後表示：「啊，聽得見了！」引起現場一陣譁然；吃一條蕎麥麵都會引發嚴重過敏反應的女性，接收中川老師的氣之後，變得什麼都能吃。還有末期肝癌患者勤於接氣，最後身體康復的例子。我太太也曾因為交通事故而患有嚴重頸椎外傷，四處求醫都沒有好轉，最後從中川老師身上接氣十五分鐘左右就痊癒了。

最令我感到驚訝的是，後來我也變得能從自己手中傳出氣。某次，我感覺到自己的手傳來陣陣能量，心想該不會我也能發氣，所以嘗試了一下。弟弟接收我的氣之後，本來身體前後搖晃，最後倒在地上還滾了幾圈。還有祖母的姊姊曾因閃到腰動彈不得，在我輕撫的她腰之後，馬上就能走路了。

任何事情都比不過親身體驗。我因為氣功，開始對看不見的世界產生興趣，也做了很多功課。我見過許多氣功師和治療者、靈能力者，曾在澳洲與巴哈馬體驗過海豚的心靈治療。也造訪過被譽為美國最古老的印地安族群——霍皮族部落，並針對當地的預言採訪部落長老。還曾經讓人占卜我的前世。

這個世界玉石混雜，雖不可盡信，但氣的確存在；人死之後不代表結束，我們的確受到靈的影響，而且輪迴轉世也真實存在，這些對我來說都是真實，也成為我價值觀的基礎。

當然，這只是我個人的經驗與價值觀，我不會強加在別人身上。本章將介紹罹癌患者們不可思議的體驗，透過體驗獲得痊癒的希望、改變對癌症的看法。他們的體驗究竟是事實還是虛幻，無法證明。或許是因為罹癌的打擊，讓他們看到幻覺。然而，對他們來說，那些不可思議的體驗無論是事實或虛幻，都為他們自身帶來強大的力量，這是不爭的事實。

罹患癌症這種重病時，難免會想依靠肉眼看不見的世界，這絕對不是什麼丟臉的事情。我每天都會在佛壇前合掌，誦唸簡單的經文，一方面是感謝祖先，一方面是為父親祈福。雖然沒有因為這樣做而發生什麼好事，但是比起以前只相信眼睛看得到的唯物論時期，把肉眼看不到的世界視為理所當然的現在，生活更加豐富，煩惱也比較少。

只要對肉眼看不見的世界稍微抱持一點興趣，人生就會有所改變。罹患癌症的人，不妨以此做為契機，稍稍關注肉眼看不見的世界吧。

出門遛狗，突然感覺到只有自己周遭一片光明

「突然，周遭開始亮了起來。只有我的周圍有聚光燈的感覺，除此之外的地方一片黑暗。當時我正在遛狗，還以為自己是因為罹患癌症而恐懼到發了瘋。」

告訴我這個經歷的人，是佐賀縣的今野良和先生（假名），他是我和高田先生一起採訪的七名患者之一。

二〇一四年，他在五十六歲時因為血尿發現膀胱癌，後來分別在十月和十二月接受內視鏡手術。靠手術應該就能完全摘除癌細胞了，主治醫師也對他說了一句很令人開心的話：「請您放心吧。」

然而，隔年四月定期檢查時，醫生看著內視鏡的畫面，發出奇妙的聲音。他嚇一跳，不知道發生什麼事，醫師這才滿臉抱歉地為他說明。當初癌細胞應該已經摘除殆

盡，但膀胱裡的癌細胞竟然已經擴散。

距離醫生叫他放心之後才過四個月，他腦袋一片空白，心想怎麼會有這種事。他打開手機，讓我看當時內視鏡的畫面。只見膀胱整體已經糜爛，那是一幕令人觸目驚心的畫面。

「雖然擴散程度沒有變大，但是惡性度很高。」醫師這樣告訴他，並且建議他動第三次手術，那是他從未經歷過的大危機。我問他當時的心情如何？

「我想那時候大概快發瘋了吧。」他嘆了一口氣，原本微笑的表情突然蒙上陰影，我想應該是當時的情緒又襲上心頭了。他當時一定很震驚、憤怒而且不安。不是說都摘除乾淨了嗎？為什麼還會這樣？接下來該怎麼辦才好？

如果要動手術，很顯然地必須摘除整個膀胱，實在沒辦法馬上答覆。他根本不記得自己是怎麼回到家的，他陷入自己的煩惱中，可是無論再怎麼煩惱都想不出答案，思緒一直在腦海裡翻滾。就在這個時候，發生本文開頭提到的不可思議體驗。

「我這還是第一次說出這件事，到目前為止還沒有告訴過別人，因為就算我說了也沒人會相信，大概只會覺得我瘋了，然後話題就到此結束。不過和小原田先生說話時，總覺得想把這件事說出來。真不可思議啊，到底是為什麼呢？」從那件事衍生出這樣的話題。

我想大概是他感受到，我是一個可以接受不可思議經歷的人吧。如同之前提到的，我從三十年前就開始採訪氣功，親眼見證許多不可思議的現象。我相信死後的世界、轉世之說，也相信幽浮。我能夠正面肯定在他身上發生的事。正如今野先生所說，大多數的人會說「那是錯覺」，然後結束話題。這種現象不在一般常識的理解範圍內，所以認真說這些事情的人，往往不會被相信。今野先生是做生意的人，對周遭的人必須更謹慎，所以他才一直三緘其口。

我認為，他告訴我一件非常重要的事情。截至目前為止所提到的直覺與直觀、緣分，都無法用科學說明「為什麼會想這樣做」、「為什麼會遇到那個人」。然而，曾經靈機一動是事實，也因此獲得各種重大發現，我想大概也沒有人會否定人與人之間的緣分。不能因為無法證明，就認定不存在。人生轉變時，或多或少都受肉眼看不見的力量影響。雖然無法證明，不過當事人如何看待這個現象、產生什麼變化才是更重要的。

我採訪過好幾次《這一生，至少當一次傻瓜》的主角木村先生，內容也出版成書。他是全世界第一個成功以無農藥的方式栽種蘋果，達成這項豐功偉業的人。充滿魅力的故事不僅如此，他還有過非常奇異的體驗。

喝了酒之後，他總是會告訴我他經歷的體驗。比方說，他在田裡遇見外星人，最後甚至被綁架到幽浮中，這種令人不可置信的親身經歷。因為沒有能佐證的證據，所以大多數人都認為那只是木村先生的幻覺，覺得那是因為果樹好幾年都沒有結果，讓他陷入精神異常的狀態，才會產生這種錯覺。絕大部分的情形下，都會以這樣的方式，結束這個不可思議的話題。

我聽他說過好幾次外星人與幽浮的事情，剛開始我也半信半疑，然而重複聽了幾次之後，我感覺到其中的真實性。雖然沒有任何根據，但是從木村先生的表情、說話的樣子，我都能感覺到這件事的真實性。而且我也發現這些奇異的體驗，對他的人生觀、宇宙觀產生莫大影響。

我相信木村先生說的都是真的，不過我現在認為，在討論真實與否之前，更應該留意這些體驗對他的意義。我認為，木村先生擁有從宇宙看地球的眼光。

木村先生的自然農耕以驚人氣勢席捲全球，只要有更多人接受這種農耕方式，或許就可以接決地球上發生的糧食、環境、能源等各種問題。這其中蘊藏著讓地球變得更舒適的可能性，我想木村先生應該就是發現這一點，才會不眠不休地行動，全力推廣自然農耕。

不可思議的體驗對木村先生而言產生這種效果，雖然那可能只是夢境或幻影，但透過外星人與幽浮的體驗，讓他擁有俯瞰地球的觀點。

對於今野先生的體驗，我們也無法證明是否真的發生過。在遭遇到不可思議的現象時，今野先生剛好因為癌症復發頭腦一片混亂，正處於自己有可能會死的恐懼與不安之中。

「其實，那時候我哭了。」他說。

當時他的精神狀態有別於平常，所以大概有人會說感覺聚光燈打在身上是一種錯覺。然而，無論是否為錯覺，對他來說都是一件大事。雖然不知道那是幻影、夢境還是事實，這一連串的事件無法告訴別人，卻成為他面對癌症時的一大支柱。因此，我認為這些事情對他是有意義的。

然而，今野先生的不可思議體驗並未到此結束。

他和愛犬走在平常的散步路線上，就在經過神社旁的時候，突然間只有自己周圍亮得像白天一樣，彷彿像是出現聚光燈。

「我嚇了一跳。心想發生什麼事，並看向我家的狗，結果我家的狗也嚇了一大跳，所以我才發現那不是我的錯覺……。」

他沒有自信斷言這絕對不是錯覺，只不過，那是周遭沒什麼光源的鄉下暗道，今野先生一定到處尋找光源從哪裡來吧。如果是有人用手電筒或者是車燈照射，應該馬上就會發現才對。但是他找不到光源，也不知道過了多久時間，宛如進入了異世界。然後，又發生了奇妙的事。

「路邊開了很多花。明明沒有風，但那些花卻不斷搖曳。」到底怎麼了啊？今野先生邊想邊凝視著那一排花。

「不知道你會不會相信這種事。」他說了這句話之後，才接著講下去。「每一朵花都變成一個人的臉，而且都是我認識的人，是已經過世的親友。其中有曾經照顧過我的前輩、年紀輕輕就往生的晚輩，也有我的親戚。浮現很多的人臉，他們都在跟我說話。大家跟我說：『沒事的』、『放心吧』，我當時真的熱淚盈眶。」

在今野先生陷入人生最低潮的時候，竟碰上這樣不可思議的體驗。

經歷不可思議的體驗後，一切都往好的方向前進

如何，你相信嗎？

雖然這是今野先生的親身體驗，但他也懷疑是不是自己精神錯亂。因為這件事，讓他的內心與周遭的狀況發生大幅轉變。花朵輕輕搖曳對他說：「沒事的」，這句話一直刻在他的腦海裡。讓他的心情從「我已經不行了」轉變成「或許真的會沒事」，並一點一點湧出希望。

話雖如此，他仍然不知道自己該怎麼做。他心裡那份「果然還是得動手術」的心情越來越強烈，即使覺得自己說不定真的會沒事，但也沒辦法就這樣乾等。就做好摘除膀胱的心理準備吧，他帶著手術同意書前往醫院，把車停在停車場，下車走向醫院的玄關。接著，改變他命運的一幕開始上演。

手機響了。他一接起來就聽見拚命說服他「重新考慮動手術」的聲音，那是他重

要的夥伴。自從這通電話之後，他的朋友一一來電，都是得知他決定動手術之後，打來勸他重新考慮的電話。他站在停車場，聆聽朋友們的說法。

明明當初醫師再三保證「已經完全清除癌細胞」，四個月後癌細胞卻仍然大肆攻城掠地，把自己交給只能做出這種判斷和治療的醫生真的好嗎？朋友們都抱持著這樣的疑問。

應該會有更好的方法才對，一旦接受手術就不能回頭了，打電話來的都是真心為他著想的人。

「重新考慮手術的事吧，我會負責。」有一個朋友邊哭邊這麼說。

「我丈夫雖然沒能得救，但你一定會好起來的！」他景仰的前輩的妻子拚命勸他。前輩也是罹癌過世的。

因為是打從心底信賴的人打來的電話，今野先生雖然心裡有困惑，但還是決定聽從他們的意見。想到他們如此為自己著想，今野先生就非常開心。他深呼吸兩、三次之後，本來不知道該如何是好的混亂情緒開始漸漸平靜。他冷靜下來，打電話告知院方，自己不動手術了。

這個決定是一個巨大的轉捩點。

朋友們馬上提供各種資訊，當初之所以對他說「我會負責」、「你一定會好起來」，似乎就是已經為他想好其他方法了。

他開始接觸朋友推薦的整合醫療的醫生（前文曾提到的星子醫師與西本醫師），一年之間徹底採用高濃度維他命C點滴療法、褐藻醣膠、從海洋性珪藻土中萃取精華的特殊飲料ＡＩＯＮ、限醣飲食、蘿蔔與檸檬汁、星狀神經節阻斷術等療法。

此外，他自己也學習正心調息法這種呼吸法。為了化解對死亡的恐懼和不安，他閱讀兩百冊關於死後世界、整合醫療、全人醫療等相關書籍。結果，腫瘤標記數值下降，現在雖然不能說已經痊癒，但順利朝康復的目標前進。

肉眼看不見的力量，無法直接解決問題。如果在照到不可思議的光時，癌細胞就消失殆盡當然是最好，不過事情似乎沒有這麼簡單。**看不見的力量促使人用心思考，藉由在現實世界中發生的各種變化，讓人發現重要的事。**

以今野先生的情況來說，透過花朵的訊息，讓他產生「自己或許真的會好起來」的想法，花朵浮現自己熟識的人的臉，對他而言影響很大。除此之外，還有朋友的來電，在他眼裡，或許來電的朋友和那些告訴他「沒事的」前輩、後輩重疊在一起了，他一定深刻感受到夥伴的重要。

今野先生是帶津良一醫師的粉絲，他幾乎讀完了醫師的所有著作，也開始推動醫師提倡的全人醫療健康觀啟蒙普及活動。

「我想邀請帶津醫師演講，如果你見到醫師，請幫我轉達。」我們道別的時候他這樣拜託我，我馬上就著手安排這件事。現在這個時候已經訂好會場，想必他應該正忙於製作海報和傳單等準備工作。

面對死亡的經驗，讓今野先生開始思考生死甚至死後的世界。無論那場不可思議的體驗是真實還是錯覺，都對現在的他產生莫大影響，也成為他從事新活動的支柱。

在醫院欣賞日出時，一團黑塊自太陽飛來

我在東京都內的一家咖啡廳，聽著吉田美佐子女士分享她的經驗。

我和她算是老交情了，在富士山五合目有一個活動，聚集很多人一起焚燒護摩

木、唱歌祈禱和平。我也有幫忙籌備這項活動，不過一開始是吉田女士透過帶津三敬醫院的聯絡網找上我，然後我才一起參加。

吉田女士是帶津三敬醫院患者會的成員，非常認真修習氣功，那已經是二〇〇〇年的事情了，雖然在那之後我們見過好幾次面，但這還是頭一次聽她娓娓道來自己的罹癌經歷。

她在一九九八年被診斷罹患鼻咽癌，鼻咽是位於鼻腔深處的盡頭，與支撐大腦底部的顱底骨骼交接的地方。這個部位的手術很困難，而且手術切除後復發的風險也很高，所以只能選擇

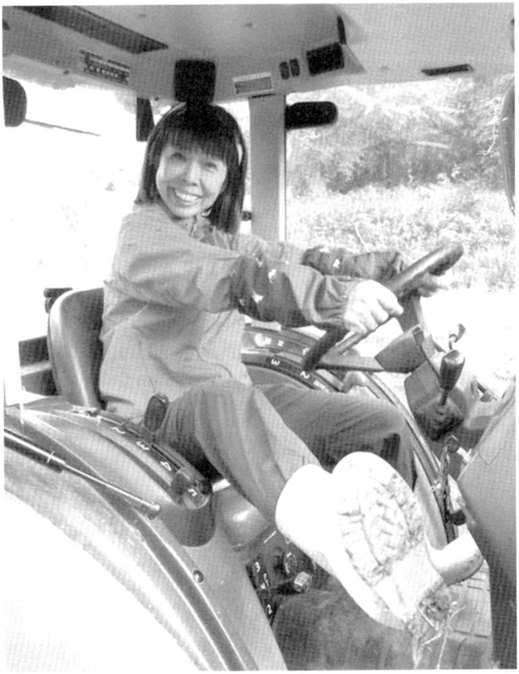

日出中的黑塊帶領我過著快樂的生活（吉田美佐子女士）。

放射線治療。

「當時我才四十三歲，正是勤快工作的時候。我一直覺得老人才會得癌症，所以疑惑為什麼是自己呢？又因為是位於臉部的癌症，如果在臉上照射放射線，不知道會變成什麼樣子？我真的很不安。也很害怕會不會出現蟹足腫，或整張臉凹陷的情形。」

診斷出癌症之後，吉田女士馬上意識到死亡。就算不會死，臉部的治療情形可能會讓她再也不敢外出，所以她慌慌張張地開始行動，決定馬上去見想見的人、做完想做的事。

「像電視上的偶像劇一樣，去海邊吶喊：『王八蛋！』然後也和老公一起去迪士尼玩。雖然很像笨蛋，但我就是想去做這些臨時起意的事。還把做到一半的工作都整理好了，我很認真吧。」她調皮地笑著說著。雖然現在可以開朗地說出口，但回想當時真的過得很痛苦。

正當她想重振自己失落的心情時，朋友送她一本關於精神世界的書籍，並跟她說：「看了這本書就能打起精神喔！」

書中有一句話吸引了她的注意：**「請活得超越自己的框架，衝破自己的極限吧。」**

她把這句話抄在筆記本裡。沒錯，說得沒錯。她的心裡湧起一股「好，就這麼辦」的情緒。之後，她便經常到書店去，看到有興趣的書就買回家讀。

某次她在書局裡買了兩本書，其中一本是關於氣功的書籍。當時她還沒開始修習氣功，雖然不知道為什麼會對這本書感興趣，但是閱讀之後，她對書上寫的「日出的能量，可以讓全身沐浴在萬物之母的恩惠之中」留下深刻印象，這對她後來與病魔對抗的生活產生莫大影響，真是不可思議的緣分啊。

「住院第三天時，我一直很在意那本氣功書說的日出，所以心想如果明天天氣好，就到頂樓休息室曬曬太陽吧。」

只要走到醫院的頂樓，就能透過大片玻璃窗看到日出。隔天早上天氣很好，應該可以看到期待的日出，於是她搭上電梯前往頂樓，並且看見了不可思議的現象。

「如果能獲得能量就好了，好想活下去，接下來會變得怎麼樣呢？我一邊自問自答，一邊凝視著朝陽。那是一顆紅通通的太陽。沐浴在早晨的陽光中，我覺得很幸福。」想獲得能量、想活下去。自己以後會變得怎麼樣呢？心裡有各種思緒交錯。她以前所未有的認真態度面對朝陽，看著太陽慢慢升起。

「咦？」突然間她感到疑惑，好像看到了什麼。那是小小的黑色塊狀物，而且越來越靠近自己，看起來就像是從太陽裡飛出來一樣。她定睛仔細看那究竟是什麼，走到窗邊一看，發現那些塊狀物大小約一公分左右，第一個塊狀物因為撞上窗戶而往下掉。

「咦，那是什麼？到底是什麼？」她再度望向太陽。第二塊又飛過來，這次穿越窗戶，就落在她腳邊，感覺像是掉在地上。這不是幻覺，她戰戰兢兢地伸出手，撿起謎樣的黑色物體。當她潛意識地認為那就是她的病灶時，塊狀物就消失了。

過了一陣子之後，又飛來黑色的塊狀物。塊狀物穿過玻璃窗，就落在她身邊。這次是圓形的塊狀物，大小約有三十公分。「什麼？」她嚇了一跳，但是並不覺得害怕。仔細一看，塊狀物開始在吉田女士身邊飛來飛去，不斷變化形狀。

「連續飛來好幾塊這種東西，就像象形文字一樣，每個形狀都不一樣。這些塊狀物沒有消失，一直在我周圍轉圈。我想大概有七到八個。」她說她記得自己像個孩子一樣，笑著看這些物體。

「這些到底是什麼東西呢？我心無雜念地盯著這些物體幾秒鐘之後，我突然懂了，這應該就是我的細胞。我想，或許是身上癌細胞正在跟我對話。如果這就是癌細胞的話，一點也不可怕啊，多可愛啊！就在我感受到這種情緒的時候，心裡浮現一句話：『與癌症共存吧。』之後我產生一種不可思議的感覺，好像後腦杓被輕輕壓了一下，『一定可以活下去』的念頭竄進我的腦海。不是一句話喔，這種感覺很難解釋，我想這應該就是天啟吧。」

她十幾歲時閱讀德蕾莎修女的書，雖然不是很清楚，不過覺得自己總有一天也會得到天啟。她說：「以前曾經夢想自己會像德蕾莎修女一樣，按照天啟的指示去某個地方。」然而，年過四十也沒有出現天啟的跡象，反而在人生遇到重大危機時，飛來「一定可以活下去」的念頭，讓她覺得「這就是天啟」。

短時間內發生一連串和黑色塊狀物相關的事情，到底代表什麼呢？這件事大幅改變吉田女士的想法。她一直覺得四十幾歲罹患癌症的自己很不幸，然而當她想與癌症共存，覺得癌細胞也很可愛時，突然一下子轉念認為自己其實很幸運。

「如果是因為交通事故或心臟、大腦方面的疾病當場死亡，那樣就無法和朋友道別，也無法整理自己重要的回憶。因為罹癌所以能思考很多事情，也能做好迎接死亡的心理準備，我開始認為自己其實很幸運。」

她唯一擔心的是母親。由於父親已經往生，她不知道該怎麼開口告訴母親這件事。雖然母親很堅強，但得知女兒罹癌，每個母親都會驚慌失措。她一想再想，雖然很難開口，但是也不能都不說。她下定決心，向母親坦承自己的心情。結果令人訝異的是，母親竟然誇獎她：「妳已經超越父母了。」

「身為人母，她願意為女兒做任何事。她認為女兒在這樣嚴峻的狀況之中，不慌不忙決定自己要走的路，真的很了不起。而且還如此體貼父母，有這樣的女兒真的很驕傲，只是還是會覺得難過……。母親說了這些話之後開始哭泣，多麼難得的一位母親，能夠當她的女兒，我真的很幸福。」吉田女士打從心裡這麼想。母親的那句話，對吉田女士之後的鬥病生活產生莫大影響。

吉田女士心中的恐懼與不安，因為從太陽飛來的謎樣黑色塊狀物而消失。隨著時間經過，她內心「可以活下去」的自信就越高。

她決定與癌細胞共存，並心想：「拒絕治療吧。」然而，院方已經開始著手準備，醫療團隊已經組好，隨時都可以開始治療。走到這一步，她也說不出「不接受治療」這種話。如果要中止治療，就必須說明原因，但若說是因為從太陽飛來黑色塊狀物，這種事情大概沒有人會相信。而且要說服親愛的家人與親戚等周遭的人，需要多少醫學根據與精力啊。

沒辦法了，吉田女士下定決心要接受一開始說好的放射線治療。三個月內照射七十次，療程比想像的還辛苦，每次照放射線，都可以感覺到身體受到傷害。整個人精疲力盡，不易分泌唾液，又因為口內炎而無法吃飯，連水都喝不下，甚至引發脫水症狀。她心想再這樣下去說不定真的會死，但是自己還有「一定能活下去」的天啟，這儼然成為她唯一的心靈支柱。

好不容易七十次放射線治療結束了，癌細胞變小，連醫生都說：「沒想到這麼有效。」醫生貪心地說既然這麼有效，就再多做五次吧，此時她已經連拒絕的力氣都沒有了。最後，吉田女士總共接受七十五次的放射線治療，癌細胞確實變小了。然而，吉田女士認為癌細胞會變小，並非都是放射線治療的功勞。

「住院時癌細胞轉移到脖子上的淋巴，腫脹到用手摸都感覺得到。不過在得到天啟第三天後，用手摸就發現腫塊變小了，到了第五天又變得更小。那是在接受放射線治療之前的事情，所以說不定沒有接受放射線治療，癌細胞也會消失。」

吉田女士認為，以黑色塊狀物的出現為契機，癌細胞開始漸漸消失。然而醫院不會有人相信這種話，畢竟醫生的工作就是按照計畫治療。然後，醫師表示接下來要採用抗癌藥物治療。

這次吉田女士就果斷拒絕了，因為身體已經在哀號，告訴她再繼續下去真的會死。醫生雖然試圖說服她，但她沒有讓步。決定出院之後，她拖著動彈不得的身體，好不容易才回到家。回家之後，丈夫義無反顧地照顧她，可是衰退的體力遲遲無法復原。

「當時真的很痛苦。首先是沒辦法吃東西，光是吃一小片火腿，就像身體裡要衝出異形一般狂吐不止，體力衰退到無法在馬桶排便，那段日子我每天都在想，原來活著竟是如此辛苦。

此時，也是『一定能活下來』的天啟支持著我。雖然身體很衰弱，但天啟一直在我腦海裡盤旋，我一直很在意天啟的訊息。某天，我突然靈光一閃，心想『原來天啟是這個意思啊』。

雖然天啟告訴我『一定能活下來』，我也決定與癌症共存，但最後接受了放射線治療，攻擊了癌細胞。我一直對這件事抱著罪惡感，煩惱自己是不是做了錯誤決定。

但是，在那一刻我突然懂了。『一定能活下來』的意思是『只要是妳自己做的決定，就一定能活下來』。我了解到無論方法是A、B或C，雖然痛苦的程度不同，但只要是自己做的決定，就一定能讓我活下去，根本不需要煩惱接受放射線治療到底正不正確。當我發現自己下決定這件事才是重點之後，心情突然變得很輕鬆。」

到帶津三敬醫院開始修習氣功，是在那之後的事。所謂的氣功並不是體操，而是從宇宙之中獲得新鮮的氣，再將自己體內的氣還給宇宙。就像那些黑色塊狀物一樣，都是來自宇宙的氣。她說每次練氣功時，都會想起在醫院頂樓休息室發生的事情。

自從那次之後，她就再也沒有遇過不可思議的現象。那些黑色的塊狀物到底是什麼呢？是太陽發出的氣嗎？還是如吉田女士所想，其實是癌細胞呢？那些東西究竟是真實存在，還是吉田女士的想像呢？我們再怎麼思考都不會知道真相。唯一能確定的是，因為發生了不可思議的現象，才有現在的吉田女士。

現在的她，仍然沒有忘記「與癌症共存」這句話。她夢想著這個世界能與自然共生、所有生命都一起發光發熱，就這樣度過美好的六句生活。她現在已經了解，生活中會出現各種迷惘，最後自己做決定才是關鍵。

有趣的是，她在千葉縣鴨川市幫忙自然農耕的工作，說到鴨川就想到大野義夫先生，而且又有自然農耕這個共通點，我想總有一天他們會連結在一起。總覺得如果他們兩人見面，應該會產生某些火花才對。這不就是一種緣分、看不見的力量嗎？我覺得很令人興奮。

了解、體驗過看不見的世界之後，人生觀和世界觀都會隨之改變。雖然不需要勉強自己相信，但抱著或許真有這種東西存在的態度來看待事物也不錯。

相較於我剛開始了解氣功的時候，現在的狀況已經完全不同了。願意聽、願意聊氣功的人已經大幅增加。

撰寫本書時我也曾經猶豫，寫出這些不可思議的事情真的好嗎？然而，我認為罹患癌症後認真面對死亡時，開始意識到那些看不見的世界的人，應該也很多吧。

希望能夠對他人有幫助，所以願意讓別人觸摸自己的乳癌腫塊

提到「利他之心」，感覺會聯想到很誇張的事情。當然，利他絕非易事，不過也

沒有想像中那麼誇張，只要不自私，稍微為別人著想，從能力所及的地方開始行動，心情就會變輕鬆，判斷力也會提升，甚至改變現況。

接下來要介紹的是被宣告罹癌時，將本來只放在自己身上的注意力轉向外部，成功減輕不安與憂心的體驗。雖然都是感覺自己快要被恐懼和不安壓垮時，在靈光一閃之下採取的行動，卻總是讓我欽佩：「啊，原來還有這樣的作法」。

一旦被診斷出罹患癌症，就幾乎沒有餘裕去考慮周遭的人，恐懼和不安會不斷席捲而來。此時，我希望各位能想起接下來介紹的人物所採取的行動。

我在某個住宅區的集會所，採訪奈良縣的淺井佳惠女士（假名）。她是一位嬌小的女性，生於一九五四年，年紀比我稍長。她開車到近鐵奈良站來接我，抵達集會所後，她先是打開窗戶讓空氣流通，幫我準備坐墊和茶水，然後才安坐在我面前說：「好，我們開始吧。」

怎麼會有這麼周到的人呢，真是令人欽佩。一問之下，發現她本來是學校老師，我可以想像她為學生努力奔走的樣子。我想她一定從年輕時就一直為其他人奉獻，所以她才能在被診斷出罹癌的危機狀況之中，仍然能關注外部的事物。

淺井女士在二〇一二年四月發現左胸上的硬塊，便前往以治療乳癌聞名的診所就診，在市民醫院做精密檢查，確定是癌症。硬塊大小約二公分，院方告訴她只要動手術切除即可。

然而，淺井女士很在意一件事。四月剛好是新生入學的季節，她是中學一年級的級任導師，才剛打算做完最後的工作，心想：「帶完這群孩子們畢業，我就退休。」她是一個責任感很強的人，當然不想向學校告假，可是畢竟要治療癌症，所以不得不請假。在醫生告訴她「大約一個月就可以回到工作崗位」之後，她決定動手術。

即便院方打包票說「沒問題」，但癌症這種病還是很可怕，死亡的陰影總是一直掠過心頭。當時，淺井女士想到了什麼呢？她想出了一個只有自己才想得到的點子。

首先，她想到的是：「這是人生的一大危機呢，這個危機究竟有什麼意義呢？我得好好運用這個危機才行，但是該怎麼做才好呢？」

淺井女士常常對學生說，要善用危機。每當學生畢業時，淺井女士總是叮嚀：「往後的人生不會只有歡樂，也會發生難過的事。但願你們懷抱希望向前行，永遠不放棄，要帶著堅強的心，隨時保持樂觀喔！」

這是老師經常會說的話，而孩子們擁有感受語言背後深意的力量，總是能了解大人以什麼樣的心情說這句話。淺井女士的話讓孩子們留下深刻的印象，因為她總是告誡自己：「不能對孩子說這種大話，還以令人羞愧的方式生活。」她就是這樣的老師，一路走來都堅守自己說過的話。

她曾有過痛苦的經驗，讓她更認真地對孩子們傳達自己的信念：「小學時同班的男同學，才二十二歲就自殺身亡，這讓我很震驚，也讓我思考良多。所以我一定會告訴我遇到的學生，務必珍惜自己的生命。」

當她診斷出罹患癌症時，她想起自己對孩子們說過的話。她鼓勵自己，正因為陷入危機，所以才更要實現自己說過的話。該怎麼做才能運用危機呢？如果這個危機能幫助到其他人就好了。那麼，究竟該怎麼做？她想了好一陣子。最後她決定……「好，就讓沒有得過乳癌的人，來摸摸我身上的硬塊吧。」她想到如此驚人的行動。

「我一開始也是因為摸到乳房的硬塊，覺得很奇怪才發現是乳癌。當初我完全不知道那個硬塊是不是癌細胞，畢竟我從來沒有觸碰過癌細胞啊。我想，如果能夠直接碰觸實物，了解這就是病灶，一定可以盡早發現自己身上的異狀。所以在期中考的時候，我邀請女性教師到保健室，告訴她我得了乳癌必須動手術，如果不嫌棄，可以摸摸看我身上的硬塊。」

對淺井女士而言，這是自然而然脫口而出的話，但那位同事應該嚇了一跳，驚嚇之餘心中又充滿感動。有的老師在觸摸硬塊之後，邊流淚邊說：「原來是這種感覺啊。」淺井女士對當地同年的女性朋友們告知自己罹患乳癌的事情，也讓大家觸摸自己身上的硬塊。

感覺不難做到，但實際上卻不容易執行。過著健康生活的一般人，沒什麼機會可以觸摸到乳癌硬塊，這是很寶貴的經驗。或許會有人因此及早發現自己身上的乳癌，屆時該多麼感謝淺井女士啊。

罹患癌症是最讓人感覺不幸的負面元素，很多人都因為罹癌而被不幸的情緒淹沒。淺井女士確診罹癌時也曾煩惱不堪，然而，她沒有被不幸吞噬，反倒是轉而去思考該如何運用自己的不幸幫助其他人，結果想到讓別人觸摸乳癌硬塊這個辦法，並且立即採取行動。我覺得她真的很厲害。

在那之後，淺井女士摘除整個左乳房，幸好癌細胞沒有轉移，她也開始接受抗癌藥物治療。當時她完全不知道抗癌藥物的副作用，心裡盤算著先出院回到學校工作，再定時到醫院接受抗癌藥物治療，如此一來約莫暑假時療程就結束了。

實際上，她想得太簡單了。第一次治療就掉髮，還下痢不止。由於她以前曾因交通事故而切除部分小腸，所以她很害怕，心想可能是舊傷復發，便開始查詢抗癌藥物的相關知識。最後，她認為自己無法繼續這樣的治療。

在蒐集各種資訊的過程中，她認識了和歌山的西本醫師。從奈良到和歌山並不遠，她和西本醫師見面、談話，也參加了集訓，並決定要把自己交給這位醫師。前文曾經提到的高田先生，也設身處地提供她諮詢服務。

淺井女士希望能盡快回到學校工作，眼見腫瘤標記值下降，復原情形很順利。然而，免疫力卻非常低落。如果就這樣回到學校工作，雖然好不容易切除癌細胞，卻有可能因為細菌感染而喪命。西本醫師也遲遲沒有同意讓她回歸職場，這段時間可以說是她最痛苦的時期。

在西本醫師與高田先生的支持下，淺井女士在一年級升二年級的第二學期恢復免疫力。原本規劃一個月，最後卻變成一年八個月的長期休假。實際上，淺井女士的免疫功能重度異常，一般而言無法在短期間內康復。首先當然得歸功於西本醫師的治療方式恰當，不過淺井女士想要盡早回到學校工作的心情，應該也是讓她快速康復的原因。

孩子們、同事和家長都溫馨地歡迎她回來。她回到學校的那天，黑板上大大的字寫著：「歡迎回來！」

「我沒想到『歡迎回來』這幾個字，會讓我這麼高興。」淺井女士頓時有點語塞。成為一名教師之後，一路走來她都很體貼周遭的人，也很珍惜同事、學生和家長。因為這樣的生活方式，才讓她在遇到危機時，收到許多溫暖的鼓勵與支持。

迎接退休那天，她發現職員室的窗戶上方有髒汙。她心想最後要把這裡打掃乾淨再離開，於是開始動手打掃。結果，回來學校玩的畢業生看到淺井女士便問：「老師，妳在做什麼呢？」

「我在打掃啊。」

「那我們也來幫忙。」

就這樣，四位畢業生一起幫她擦了窗戶。

「我真的很高興，那些孩子帶給我幸福的感覺。」淺井女士斬釘截鐵地說教師就是自己的天職。在教師生涯的最後一段時間罹患癌症，說不定就是為了讓孩子們看看自己認真面對危機的樣子。

對淺井女士來說，以行動展現自己對學生說過的話，即使在退休後這件事也成為她自信的來源。這是多麼無上高貴而神聖的告別儀式啊。

「有很多個瞬間，我都覺得能夠生而為人真好。」我想，這也是因為她總是為別人著想，才會感覺到有這麼多美好的瞬間吧。

一個人怎麼死，取決於他怎麼活

大約在十年前，我曾見過北澤幸雄先生。當時，我在公民館的休息室採訪他。

這一天我拜訪他位於埼玉縣草加市的住家，發現他看起來有點疲倦，和以前見面時相比身形也較為削瘦。他帶我到他工作的房間，房內有很多機械，都是他以前當齒科技工時使用的工具。

他生於一九五一年，在一九九九年四十八歲時惡性淋巴瘤發病。惡性淋巴瘤可大致分成「霍奇金氏淋巴瘤」與「非霍奇金氏淋巴瘤」兩種，據說日本人的惡性淋巴瘤，有百分之九十都是非霍奇金氏淋巴瘤。當時檢查的醫院並沒有判斷出是哪一種淋巴瘤，就直接採用非霍奇金氏淋巴瘤的治療方式。或許是因為百分之九十都是非霍奇金氏淋巴瘤，所以院方才做出如此判斷。

抗癌藥物的副作用很痛苦，可是北澤先生仍然熬過三十六次的治療。然而，他因為極度腹痛再度前往癌症專科醫院檢查時，發現令人震驚的事實。原來他的淋巴瘤不是非霍奇金氏淋巴瘤，而是霍奇金氏淋巴瘤。

癌細胞種類不同，使用的抗癌藥物當然也不一樣。之前接受那些痛苦的治療到底是為了什麼？他雖然非常憤怒，但事到如今生氣也沒有用，只能再度接受治療。醫師評估他恢復體力之後，於二〇〇二年開始第二次抗癌藥物治療。這次採用ABVD療法，那是結合四種抗癌藥物的強烈治療法。

他熬過了副作用，治療結果顯示癌症已完全緩解（維持所有癌細胞消失，亦沒有出現新癌細胞的狀態）。其實轉院到專科醫院的時候，主治醫生曾告知他大概只剩下一年的壽命，沒想到竟然能熬到完全緩解的狀態，雖然很辛苦但也算努力有了成果，終於可以歇一口氣。

接下來，我想介紹北澤先生接受第二次抗癌藥物治療的事情。他因為抗癌藥物的副作用，身心俱疲不得動彈。當時，他採取的行動，對之後的康復與人生產生莫大影響。我想這段經歷對陷入危機、不知所措的人，相當具有參考價值。

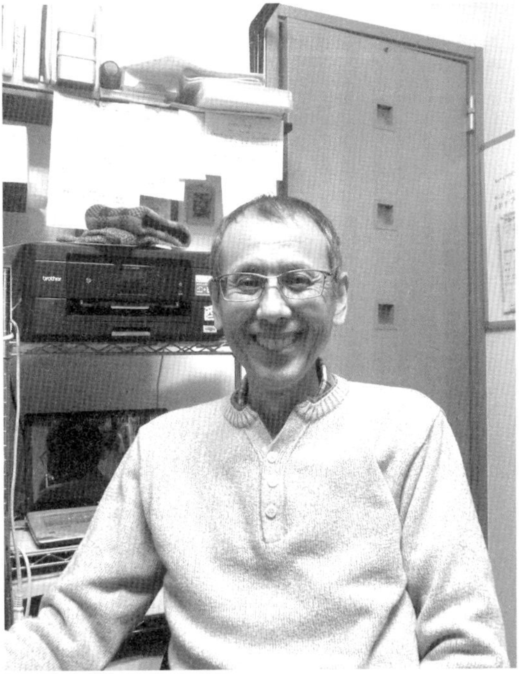

身為癌症患者，希望自己對煩惱罹癌的人有所幫助（北澤幸雄先生）。

「什麼事都不能做，只能睡覺。當時我滿腦子都在想，繼續治療病會不會好？治病要花錢該怎麼辦？我經常盯著房間裡的月曆。」

月曆上可以寫預定的

行程，但是自己現在卻沒有行程可寫，大部分都是空白，只有要去醫院的日子會做記號。他曾經那麼熱愛工作，身體健康的時候，幾乎沒有休息、行程滿檔。如今卻變成這樣，他心裡越來越絕望。

「我覺得好像沒有人需要我，情緒非常低落。不知道要花多久時間才能康復，我甚至覺得與其這樣還不如一死。我甚至也想過實際上該怎麼死，看是要去撞車還是上吊都好。但是我又擔心，如果沒有順利死亡，反而變成身障該怎麼辦。我滿腦子都是這些想法。」

能做的事情只有閱讀。他很喜歡讀書，當時他正在閱讀有關憂鬱症的書籍。心情如此煩悶、總是想死，他心想這一定是憂鬱症，所以開始查詢相關知識。

「那本書中有九個自我檢測項目，只要符合其中兩個症狀就表示罹患憂鬱症。我照著做了題目，發現每一項我都中。」

這個結果反而令他更失落了，他到附近的精神科看診，當然也診斷出憂鬱症。醫師開抗憂鬱的藥給他服用，用藥一陣子之後，感覺心情變得比較平靜了。不過一停藥，又開始浮現想自殺的念頭，病情就這樣反反覆覆。在這個情況下他仍然持續閱讀，反正沒有別的事做，他便一本接一本地讀書，大量閱讀拯救了他。某次，他讀到一句令他深受感動的話。

「一個人怎麼死，取決於他怎麼活。只要看一個人的死法，就知道他這輩子是怎麼活的。」

這段文章讓他大受感動。雖然不知道這句話出現在什麼樣的脈絡之中，作者又是什麼用意，但這一行字在他的眼中閃閃發光——也正是因為如此，筆者我才無法放棄撰寫文章的工作。

雖然是題外話，不過我在二十年前曾經寫過《想如海豚般生活》這本書。該書出版數年之後，我遇到一位男性讀者，他流著淚向我道謝：「其實我因為讀了這本書才治好憂鬱症。」至今我和他仍是好朋友。有一個這樣的人，對寫書的作者來說就是無上的喜悅。

言歸正傳，北澤先生讀了這段文字之後想到什麼呢？

「自己究竟是怎麼活的？」怎麼活、怎麼活……自己到底是怎麼活的呢？回首四十幾年的人生，他思索自己的生活方式。想著想著，腦海浮現自己的模樣。

那是他在齒科技工會擔任講師時發生的事。當時他為專業齒科技工，講授提昇技術的課程。為此他購買了大量專業書籍，以前所未有的認真態度閱讀，徹底準備這門課程。雖然很辛苦，但是再也沒有比那個時候更充實的時光了。

他終於開始正向思考，發現原來自己很喜歡說話。然後還開始思考：「雖然現在身體不能動，但嘴巴能動啊。有什麼方法可以運用這張能說善道的嘴呢？」

「應該也有人像我一樣正為了癌症苦惱，或者因為憂鬱症而覺得自己死了比較好。搞不好有人會想聽我分享經驗，以便為將來做準備。這樣一想，感覺心裡就湧起一股力量。」

當時，北澤先生滿腦子都在想，要如何解決自己想自殺的情緒。他心想，人類沒有目標就活不下去，必須為自己找到目標才行。現在能做到的事情就是分享自己的經歷，只要把這個當成目標就好。如此一來，想死的心情或許就會消失了。

既然喜歡說話也擅長說話，那就不妨一試。雖然不知道會不會有人願意聽，總之先行動吧。他的心裡湧現一股力量。

「一個人怎麼死，取決於他怎麼活。只要看一個人的死法，就知道他這輩子是怎麼活的。」這句話讓他正視生死，並且萌生「不能就這樣死去」的強烈念頭。**既然有可能會死，那就要讓自己的人生畫下完美的一筆再死。**他抱著這樣的想法，鞭策自己開始行動。

活用自己曾經想死的經驗，創立非營利組織

「我先是前往附近的社區中心找人商量，結果對方告訴我，如果是這種內容的話，去公民館會比較適合，那時我才第一次知道社區中心和公民館的差異。接著我到市公所的宣傳課詢問哪裡有公民館？市公所的人告訴我境內總共有六個公民館，我便先前往最近的一個。」

抵達公民館之後，一位年長的館長來接待他。看到臉色鐵青、身形削瘦的男子，搖搖晃晃地走來公民館，館長應該很疑惑吧。

「其實我罹患了癌症，我想我的經驗或許會對別人有用處，所以能不能讓我在這裡舉辦演講呢？」北澤先生對館長說出這樣的提議。

「原來如此。那就請您在這裡填寫標題、地址和姓名。」館長拿出申請表格。

他用發抖的手慢慢填寫。標題該怎麼寫呢？他想了一下，填上非常直接的標題——**「癌症患者談癌症」**。

就這樣，下定決心行動讓他有新的開始。那位館長是個好人，最後雖然沒能在公民館舉辦演講，但是館長在自己的茶道社團裡宣傳，幫北澤先生製造了可以在十個人面前分享的機會。

「我真的很高興。雖然之前就已經有在讀癌症相關的書，這次我更努力學習，也準備了資料。說到當時的心境……我想著至少要活到演講那天，這麼一來，腦袋裡的開關便從想死切換成想活下去。因為是在別人面前演講，不能說一些半吊子的東西，所以我心裡產生一種必須更努力學習的責任感。」

除了去醫院以外，可以在月曆上寫下其他行程讓他很開心，好幾次都看著有新行程的月曆微笑。在那之後，館長也心懷善意提供幫助。他將北澤先生的事情告訴其他公民館的館長，使得北澤先生不只在草加市活動，也前往足立區和越谷市，宣傳「癌症患者談癌症」的演講活動。

「每天去一、兩個地點。回到家就已經精疲力盡，晚上都睡得很熟，根本沒時間想其他的事情。」失眠又鬱悶的日子簡直就像不曾發生過一樣。隔天也從早上就開始活動，每天要去的地點都事先寫在月曆上，行程排得很滿。

看著這些行程讓他很興奮，雖然日曆上寫著要去某個地方，但是並沒有事先約好，總之就是到公民館、保健所去毛遂自薦。就算拚命說服對方，經常被冷冷地拒絕，這樣也沒關係，有地方能去拜訪就已經很高興了。一想到明天還有事情要做，他就開心得不得了。

他大概拜訪了兩百個地點，其中有三十個地方願意給他機會。他就這樣找回生存的慾望。

顛覆醫生宣告只剩一年的壽命，癌症已經完全緩解也恢復體力之後，北澤先生成立支援癌症患者的非營利組織，那是二〇〇四年的事情了。他希望打造一個讓患者朝向康復、回歸職場前進時可以休息的地方；同時也是朝死亡前進的途中，可以展現自己的場所。北澤先生抱著這樣的想法，將組織命名為「棲枝」。

北澤先生**用自己的親身經驗幫助他人，結果自己也獲得救贖**。過程中也遇到像公民館館長這樣設身處地幫忙他的人，「想幫助別人」的想法會拯救自己，也會帶動其他人。他抱著這樣的信念，決定進一步行動，所以成立了非營利組織。

因為自己就是當事人，所以他非常了解癌症患者會碰到什麼困難、需要什麼幫助。要怎麼解決癌症患者的困難？要怎麼幫助那些和自己擁有相同痛苦的人？北澤先生運用自己與生俱來的行動力與想像力四處奔走。

此時，最有幫助的是之前在艱困的情況之中摸索，四處拜訪市公所和公民館的經驗。不知不覺間，他已經熟知行政單位的架構，例如這種時候只要去市政府的某某課即可、這件事可以和這個人商量等等。一想到什麼點子，腦海中就會浮現實踐的方法。雖然不能說完全沒有走冤枉路，但他就像是有人引導一樣，一步一步紮實前進。

他主辦的活動之一，就是在埼玉舉辦當時剛導入日本的生命接力（Relay For Life）。一九八五年美國一位醫師為美國癌症協會募款，連續跑了二十四小時，這就是生命接力活動的起點。癌症患者二十四小時面對癌細胞，為了分擔癌症患者的痛苦並支持患者，召集對這個主題有共鳴的人組成團隊，在會場中進行二十四小時的接力走路活動。

癌症患者在這個活動中，可以和一樣患病的人、支持自己的人一起在操場走路，藉以產生活下去的慾望。

曾經一度想死的北澤先生很了解這種心情，他說：「走路這件事也是一樣，參加的人一定會在月曆上標註生命接力的日期。如此一來，就會產生至少要活到那一天的心情，漸漸也會看到以後的日子。假如能夠積極參與準備委員會的話，這場活動就會變成人生的目標。對健康的人來說，這『只不過』是一場活動，但是對絕望的癌症病患而言，卻是莫大的希望之光。」

我也因為認識北澤先生，而帶家人一起參加埼玉的生命接力活動。雖然只是一個走路的活動，但是走著走著參加者之間就會產生連帶感，培養出彼此牽手、擁抱的友好關係，藉此打造出難以言喻的溫暖氛圍。

北澤先生以自己的經驗為基礎，投入能幫助癌症患者的志工活動。他還提出獨創的「分薪」概念，因為有感在罹患癌症之後，碰到最大的困難就是經濟問題。當時他無法再從事齒科技工的工作，所以斷了收入來源。然而，仍然需要治療費用。雖然可以打工，但是因為體力不佳，沒辦法做很久。

靠妻子打零工勉強維持生計，對北澤先生而言是很大的精神負擔。老是覺得自己什麼都做不到，只會給家人添麻煩，這種想法日漸累積，心情就會越來越萎靡。之後還會因為太在意錢的問題，無法專心接受治療。原本能治好的病，這下子也好不了。

因為有過這樣的經驗，所以他想出「分薪」制度。對重度罹癌患者而言，以小時為單位的工作負擔過大。難道沒有以分鐘為單位支付薪資的工作嗎？身體狀況不好的時候，只工作三十分鐘其他時間休息，即便如此還是會有薪水。身體狀況好的時候，可以工作半天或一天，依照工作的程度獲得薪資，不強求也很重要。

他經過思考之後開始尋找，發現只要用心設計，就有很多這樣的工作。譬如由連結く字型素陶燒製作而成的「音簾」，只要提供材料就可以輕鬆組裝。配合自己的身體狀況慢慢組裝，一分鐘大約可以賺取十日圓的薪資。

「即便不是多大的金額，可是透過工作可以傳達出自己還活著的訊息，患者本身一定會很高興。只要認真尋找，一定會有各種工作機會，我就是想傳達這一點。」

縱使只是一點小事，透過工作也能讓人找回自信。工作會成為一個契機，讓癌症患者脫離什麼都不能做、不被需要的無力感。我想他一定還記得，自己痛苦萬分的時候，拖著病體前往公民館的往事以及館長溫暖的對待。他一定不會忘記這份恩情，也希望自己能成為像館長那樣的人吧。我覺得現在的北澤先生已經做得很完美了，真的很令人敬佩，太厲害了。

北澤先生被宣告罹患第四期惡性淋巴瘤只剩一年壽命的事，距今已將近二十年。非營利組織雖然因為某些緣故解散了，不過「棲枝」仍以北澤先生個人活動的形式持續著。他的癌症不斷復發，日常生活中隨時都背負著危機。在這樣的狀況下仍然為了幫助別人而行動，我真的很敬佩他。

現在，北澤先生又再度開始不知道是第幾次對抗病魔的生活。他打電話告訴我，惡性淋巴瘤復發，又接受了骨髓移植。因為病情的關係，連走路都有問題。

我衷心期盼他能早日康復。

患者會的成員會幫助新的患者

「想幫助別人的利他精神，會提升自然治癒力。」這是帶津三敬醫院的帶津良一榮譽院長告訴我的話。

帶津醫師從事癌症治療已經超過五十年，年過八旬依然站在第一線為病患診治。他原本是專攻食道癌的的外科醫師，然而，無論動多少次手術，大多數的病患都還是會復發回到醫院。面對這樣的狀況，他感到很無力。

光是採用西洋醫學有其界限，不如加上東洋醫學來治療癌症吧。他下定決心之後，在故鄉埼玉縣川越市打造一所醫院，讓患者能夠接受中藥、針灸治療並修習氣功。除此之外，也採用順勢療法、心理療法、音樂療法、健康食品等治療方式。最近二十年，帶津醫師不只蒐羅各種治療法，更為確立照看整個人的全人醫療而奮鬥。

帶津醫師所說的利他精神可以提升自然治癒力，實際上有其根據。在帶津三敬醫院有所謂的「患者會」，如字面所示，這是患者與曾罹癌患者的聚會。大家定期聚會分享經驗、練氣功，也會在這裡徵求一起旅行的旅伴。這個患者會扮演了非常重要的角色——與剛住院的新進患者溝通。

「院方並沒有要求患者這麼做，不過患者會的人都會設身處地照顧新患者，也會指導新患者練氣功。如此一來，既能幫助到醫院，對新進的患者來說，有罹患相同疾病的前輩可以諮詢，一定會很安心。」

帶津醫師認為：「這個患者會裡，曾罹癌的患者都沒有再復發過。雖然也有重症病患，但大家都很有精神。我想氣功雖有一定的功效，但應該是想幫助別人的精神，提升了他們的自然治癒能力。」

本書第七章中要介紹的大野聰克先生，也是患者會的成員之一，他在一九九一年發現罹患直腸癌後曾接受手術治療，那已經是很久遠的事情了。

他是患者會的草創成員，之後成為帶津三敬醫院的職員，和患者分享自己的經驗、指導患者練氣功、以枇杷葉為患者做溫灸。總之，他不顧一切為患者盡心盡力。對他來說這也許是理所當然的事情，只要一有時間他就會和重症患者聊聊天，也會親切地教導新進病患練氣功。

患者會以每月一次的頻率，在川越市內的伊佐沼公園晨練氣功。這是能夠獲得帶津醫師親自指導，一個月一次的珍貴機會，所以住在遠處的成員也會來參加。因為一大早就開始，所以前一天必須先住一晚。考量到大家預約飯店很麻煩，為了讓住在遠處的人前一天能夠住宿，大野先生散盡存款還借錢蓋了一棟大房子。

前一天晚上又稱為前夜祭，大家一起到居酒屋吃吃喝喝交流感情。負責召集的人也是大野先生。悠哉喝完酒之後住在大野先生家，隔天早上搭他的車前往伊佐沼公園。現在不只住得遠的人，就連住在附近的人，都會為了參加前夜祭而留宿大野先生家。

他的癌細胞曾移轉至肝臟，所以絕對不是輕度的癌症。然而，他在接受抗癌藥物治療之後，藉由喝中藥、拚命練氣功，讓轉移到肝臟的癌細胞也一併消失，從此之後再也沒有復發的徵兆。如同帶津醫師所說，幫助別人就會提升自然治癒的能力。

我想他的妻子應該很辛苦，但是她卻說：「我老公一旦下定決心就不聽人勸，所以我已經放棄了。」看來早就做好夫唱婦隨的覺悟。

帶津醫師說：「患者會的每個人，都像大野先生那樣，抱著想幫助別人的心情在從事各種活動。可能是因為身患重病，才能有這樣的心境吧。」

因為大家都是一起對抗癌症這個敵人的夥伴，所以醫師便稱呼病患為戰友。新患者一直進來，戰友的數量越來越多，光憑醫師一個人不可能照顧所有病患，需要有人幫忙才行。醫師和護理師等醫院的工作人員當然是戰力之一，但患者會的成員也是可靠的援軍，能夠一起抗戰，有這麼多優秀的夥伴，醫師也覺得很幸福。

我曾經參加過前夜祭與氣功晨練的活動，當時，大野先生到最近的南古谷車站接我。我先在大野先生家稍做休息才前往前夜祭，地點在附近的居酒屋。當天加上我總共有七人，其中五人是癌症患者。大野先生因為要開車所以沒有喝酒，其他人則開懷暢飲，而且還天南地北的大聊特聊。不過，話題幾乎都沒有談到癌症，而是聊職棒、政治、老婆……話題五花八門。

當我稍微提到癌症的話題時，一位面紅耳赤放聲大笑的七十幾歲男性說：「我啊，就是沒喝酒才會得癌症。我明明很愛喝，但老婆總是嘮叨害我沒辦法喝。帶津醫師說喝酒也能養生啊，老婆聽了醫師的話就不再嘮叨我了，現在可以光明正大地喝酒！」

八十幾歲的男性冷冷地說：「我為什麼會得癌症？因為年輕時做了很多壞事啊，會得癌症也很正常。」

「你在說什麼啊？幹嘛耍帥。」六十幾歲的女性調侃他。

前夜祭大概就像這樣，雖然大家都很辛苦，但是都沒有說出意志消沉的話。大野先生微笑看著大家，看到大家開心的樣子，讓他打從心底歡喜。真是歡樂的酒席啊，一不小心就喝多了，結果隔天早上，我還帶著醉意去參加氣功晨練。

說不定為別人帶來歡樂，就能產生巨大的能量。幫助別人做一件事，對方笑著說

「謝謝」的時候，自己就會感到很開心，甚至想蹦蹦跳跳地走回家，我想大家應該都，曾經有過一、二次這種經驗吧。回到家之後，還會很得意地告訴家人：「今天發生這樣的事喔！」

「為別人帶來歡樂，就能產生巨大的能量」，這讓我想起一位男性——輪椅諮商師長谷川泰三先生。他圓圓的臉蛋看起來很親切。我在二〇一二年時採訪他，兩年後他四十八歲時突然猝死……多麼希望他還在這個世界上大展身手啊。他就是這樣一個令人難以忘懷的人，一直留在我的記憶之中。

他的少年時期過得非常悲慘。因為雙親的賭博成癮症、暴力、離婚等問題，四歲時家庭破碎，由外祖父接手扶養他。小學時曾經和再婚的母親暫時同住，但因為受到繼父嚴重的虐待而離家出走，不到十歲他就開始送報紙或在工廠打工賺取生活費。

在這種情況下誤入歧途也很正常，國中時加入暴走族，十五歲時他被推入絕望的深淵。他和朋友在居酒屋與小混混吵架，逃跑途中朋友開車撞上磚牆，導致長谷川先生脊椎骨折，再也無法行走。從此之後，他就一直過著坐輪椅的生活。

他失去生存的勇氣，好幾次都想尋死。然而，當他打算付諸行動時，不只夥伴，就連陌生人都來鼓勵他、幫助他。經常有人會主動幫忙推輪椅，或者好幾個人抬著他上下階梯，當他下定決心尋死前往福井縣的東尋坊斷崖時，中途也遇到路人謊稱「我們也剛好要去東尋坊斷崖」，一路跟著長谷川先生抵達目的地。當時，他的臉上一定明擺著想不開的表情吧。不過也因為這些經歷，讓長谷川先生的心境開始產生變化。

長谷川先生開始過著輪椅生活之後，第一次感受到人的善意和溫暖、和藹。逐漸開始變得樂觀，想活下去。他遇見心理諮商師，告訴對方自己想死的時候，諮商師怒罵：**「至少對別人做出一點貢獻再去死！」**

該怎麼做才能幫助別人呢？他想運用自己的經驗，傾聽那些和自己一樣絕望的人的心聲，這就是他成為諮商師的起點。很多人打電話給他尋求諮商，不知道從什麼時候開始，他就被稱為輪椅諮商師了。

我採訪他的時候，他已經為內心有煩惱的人，進行了兩萬人次的諮詢，並在二〇一〇年出版了《生命諮詢》一書。二〇一二年日本電視台「二十四小時電視『愛心救地球』」慈善節目，便以該書為原型，將他的半生經歷改編拍成名為「輪椅帶我飛翔」的電視劇。

其實，接下來才是正題。

自從開始用輪椅移動之後，他一直有一個想法。大概所有坐輪椅的人都曾這麼想過吧：「會不會對別人造成困擾」、「讓別人幫忙推輪椅很不好意思……」每次外出都要數度向人低頭，一直說「抱歉、真的很抱歉」，我想甚至有人因此把自己關在家裡。

長谷川先生在某個瞬間改變了這種想法，因為發生了這樣的故事。當時他一個人前往車站，途中遇到一位染金髮，看起來很像不良少年的年輕人。

長谷川先生對他說：「能不能幫我推一下輪椅呢？」年輕人靠過來說：「我嗎？」然後邊說「我可以嗎？」邊把長谷川先生送到車站。長谷川先生向這位年輕人道謝，笑著說：「謝謝你。」他看起來很不好意思地離開了。在那之後發生什麼事呢？

「之後他只要看到我就會大聲叫我的名字，然後笑容滿面地來找我。我想能幫助其他人的確是一件快樂的事。我因為向他人求助發現了人的溫暖，也了解自己其實也能讓別人開心。」

那個染金髮的不良少年大概一直以來都只會給旁人添麻煩，從來沒有人對他說過

「謝謝」吧。遇見長谷川先生之後，才發現原來這樣的自己也能幫助別人，也會有人向自己道謝。他一定很開心，心靈處於非常雀躍的狀態。做壞事沒辦法得到這種快感，對他而言，這是改變世界觀的重大事件。

自從被心理諮商師怒罵：「至少對別人做出一點貢獻再去死！」之後長谷川先生想了很久，像自己這樣國中畢業、前暴走族的身障人士，真的能幫助別人嗎？

「我轉念一想，正因為充滿缺陷的我發出求助之聲，才能傳達出『任何人都能幫助別人』的信念。我的身體缺陷讓我可以請別人幫忙推輪椅，也讓我有說『謝謝』的機會。」我的腦中浮現出他笑著說這段話的樣子。

人類有幫助他人的本能，相信這一點並採取行動，找出能幫助別人的事情徹底執行。**越是遇到危機，就越不能把焦點放在自己身上，而是要關懷周遭。**

有沒有人遇到困難？如果有的話，在自己力所能及的範圍助對方一臂之力。不能因為罹癌就理所當然地接受幫助，而是要去尋找自己能幫助別人的事；不能因為自己年紀大就把別人的幫助視為理所當然，年紀大的人有年紀大才能做到的事，一定要去試著做做看才行。因為長谷川先生做到身障者才能做到的事，所以才有此發想。

為了略盡棉薄之力幫助別人，淺井女士、北澤先生都做到只有自己才能做到的事。如果是身體健康的人，讓人觸摸乳房反而是有問題的行為。正因為罹患乳癌，做這件事才有意義、有價值。正因為北澤先生身處於癌症之中，分享自己的經驗才能讓人感受到份量。不妨試著從這種角度，尋找能夠幫助別人的事情吧。

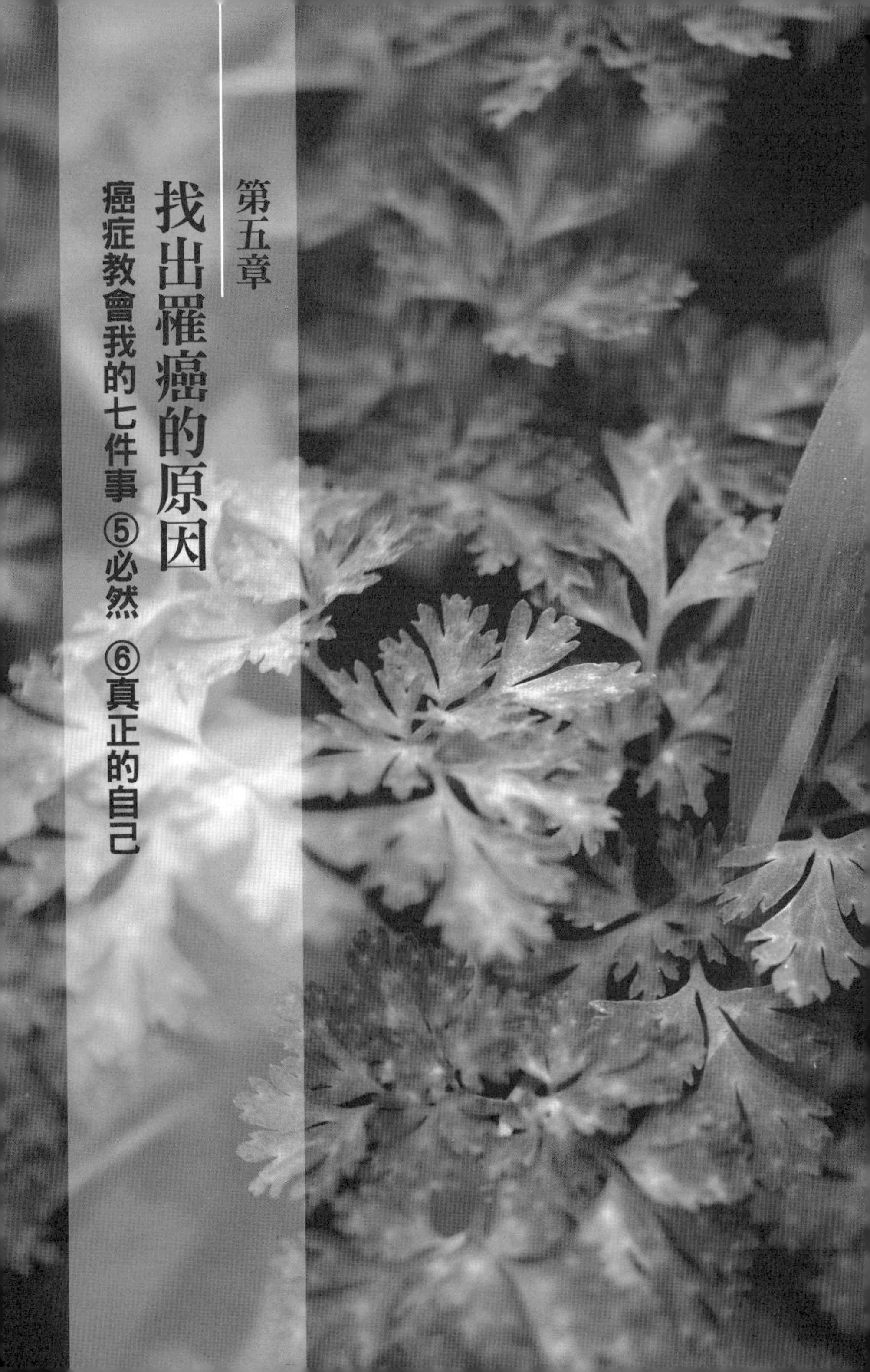

第五章

找出罹癌的原因

癌症教會我的七件事 ⑤必然 ⑥真正的自己

在自己身上發生的事情是偶然還是必然？

不單是癌症，只要在自己身上發生什麼不順利的事，人往往會開始抱怨：「為什麼我非得遇到這種事啊」、「我明明就沒有做錯什麼啊」。怪老婆、怨公司，把所有錯都推給別人，我們每個人或多或少都有這種傾向。雖然我很了解想說這種話的心情，只不過事實上說了也無法解決事情。

將發生在自己身上的事情視為「偶然」，難免會心生抱怨或不平不滿。然而，若將這些視為「必然」，反而會產生感謝之心。即使是相同的事，看待的角度不同，之後處理的方式也會完全改變。選擇哪一種方式會比較幸福，應該不需要我多說。

還有另一種思考方式，就是將發生在自己身上的現象，都當成是自己思考與行動的結果。從這個角度思考就會知道，滿腦子想著「自己是不是得了癌症」、「我一點也不想得癌症」，讓情緒變得不安，反而會引來罹患癌症的現實。

懂得感謝別人，別人就會感謝你；只會憎恨別人，就會引來恨意。飲食不正常、每天都過著高壓的生活、睡眠不足，這些行為都取決於自己的意志，也就是自己做的決定。這些都可能引發癌症，若是就這個層面來看，人會罹患癌症絕非偶然，而是必然的結果。

如果把罹患癌症當成是偶然，那麼罹患癌症對自己來說，就只是個從天而降的災難。人往往只會一直埋怨自己的運氣不好，然後意志日漸消沉，免疫力隨之下降，癌細胞也就持續擴散。

如果把罹患癌症當成是必然的結果，人就會開始思考可能是某種思考方式和生活習慣導致罹癌，藉此改變生活方式。只要改變思考方式和生活習慣，就能提升免疫力，如此一來，癌症也會康復。

每天都會發生很多事，好壞都有。有很多事情都被當成是偶然而輕忽，如果能把這些事情當成必然的結果，一定能從中得到很多收穫，人生也會大幅改變。接下來，我想為各位介紹這樣的案例。

認為自己是為了某種目的而生的想法

「咦，您今年貴庚？」我忍不住問。

她說她有一個念大學的兒子，說她本人像大學生可能太誇張，不過她看起來真的很年輕。我先公布答案吧，她今年五十歲。

接下來要介紹的這位，是愛知縣的原田祐子女士。我在臉書上發文，表示自己正在採訪罹癌患者，沒想到就有一位朋友介紹我：「有一個這樣的人喔。」那個人就是原田女士。

配合她來東京的日期，請她撥時間與我見面。她在一年前被診斷出癌症。因為左乳房上方出現紅腫的皮膚炎症狀而到醫院就診，檢查後發現是發炎性乳癌。

發炎性乳癌約佔所有乳癌的百分之一，是很罕見的癌症。她的病程已經在第三期B階段，這種癌細胞生長快速，惡性度也很高。

「院方告訴我因為癌細胞已經擴散無法手術，只能先採用抗癌藥物治療。我很難相信自己竟然會得癌症，平時明明都有做健康檢查，卻發生這種事。不過我也只能接

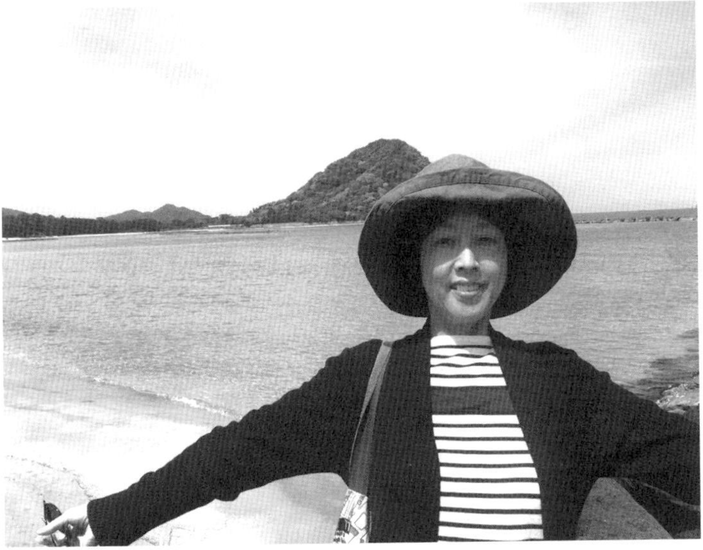

了解罹患癌症是「必然」的結果之後產生了變化（原田祐子女士）。

受，感覺就好像在做夢一樣。」

她在摸不著頭緒的狀態下開始進行治療，抗癌藥物的副作用很強烈，再加上引發過敏，療程曾一度中斷也曾經放慢治療步調。治療時出現掉髮、全身麻痺、雙腳趾甲剝落等副作用，腳底偶爾會出現像針刺一樣的痛覺，而且現在腳尖仍然處於麻痺狀態。

當時，朋友向她推薦一本書，是由鎌倉海豚醫師診療所松久正院長撰寫的《海豚醫師的地球人革命》。原田女士眼神閃亮地告訴我這本書的內容，她開心地說，因為讀了這本書，讓她改變了生活和思考的方式。

松久醫師的書開宗明義就闡述：「我的使命是透過醫療，改變地球上所有人類的人生，讓世界充滿前所未有的愛與和諧。」書中還寫道：「我傳達給各位的內容，並非源自這個世界的知識與概念。我所扮演的角色，就是從宇宙的根源傳達真理。」

「我的使命」、「愛與和諧」、「宇宙的根源」等詞彙，經常出現在超自然類型的書籍當中。我對這些詞彙沒有抗拒感，但是對與超自然無緣的人來說，光是這樣可能就會讓人退避三舍。閱讀完這本書後會發現，海豚醫師雖然跨足超自然世界，但他身為醫師的經驗，以及醫學方面的知識十分豐富，正朝向結合看得見與看不見世界的醫療方向前進。

海豚醫師也就是松久醫師，他自慶應大學醫學系畢業之後，進入三重大學的整形外科，以整形外科醫師的身分活躍於醫界。之後為了提升技術，前往美國磨練整形外科醫師的技巧，也徹底研習脊骨神經醫學。無論在整形外科還是脊骨神經醫學界，都是頂尖的菁英。

然而，光是這樣還無法改變世界，讓他感到很鬱悶。就在這個時候，他剛好有機會前往亞利桑那州的塞多納市。塞多納市就是美國印地安族的聖地，不過他並不知道這件事，朋友只說：「那裡是風景很美的地方。」他便答應同行了。然後，他在那裡接觸到超自然的世界。

基本上，醫學是針對肉體的學問，醫師的工作就是以醫學為基礎治療病患。最近開始出現心靈與身體相關的說法，但心靈這樣曖昧模糊的東西，很難被納入醫學這項學問之中。因此，醫學難免會落入偏重肉體治療的窠臼。

不過，光靠診療肉體卻無法讓病人康復的疾病越來越多，癌症也是其中之一。身處治療現場的醫師也在煩惱為什麼會治不好，尤其是一心想為受苦的病患做點事情的醫師，就越是煩惱。突破現狀的方法，就是要超越肉體，因此，醫療也變得越來越需要超自然領域的幫助。

在這樣的潮流之下，越來越多醫生感受到肉眼看不見的世界的重要性。今後人數勢必會繼續增加，松久醫師便是其中一人。我和他之間擁有三重縣出身、海豚、美國印地安等共通點。我抱著親切感閱讀了他的兩本著作，真希望有一天能與這位醫師見面。

回到正題，原田女士閱讀松久醫師的書之後有什麼感想？產生了什麼改變呢？

「無論是癌症還是身體障礙，都是在人出生前就已經決定好的。而且，就連在什麼時間點發病也是早就安排好的事。即使劇本已經寫好，不過人們仍然可以改變生活和思考方式。我們之所以生於地球是為了讓靈魂學習，疾病和身體障礙會選擇我們，也是因為我們是勇敢的人。」她說，自己在閱讀這本書之後，想法完全改變。

如果讓我來解釋的話，我會這樣說：「我們生於地球一定有其目的，每個人都帶著任務出生。自己選擇可以完成任務的環境與狀況，疾病、身體障礙、貧窮、寂寞其實都是我們自己選擇的結果。」

也就是說，會罹患癌症的人，可以因為罹患癌症而完成任務。藉由生病了解生命的可貴，開始懂得去幫助他人，重視和自己有緣分的人，甚至開始認真思考生與死的意義，學習地球的重要性，徹底觀照自己的內心，把重要的事情傳達給別人。

我們每個人出生都有其目的，罹患癌症只是達成目的的手段。既然如此，只要發現自己罹癌之前的目的並朝目的前進，說不定就能避開癌症。在罹患癌症之前就完成任務當然最好，不過一旦罹患癌症，就要盡快發覺自己出生的目的，朝正確的方向前進。如此一來，只要不再需要癌症，那麼癌症自然而然就會消失。

醫生與治療家的工作，就是給予建議，讓患者發現自己的目的。

難道不是這樣嗎？雖然這個觀點不是所有人都能認同，但至少可以當成一種思考方式。我們是在生殖行為下隨機誕生的存在，還是帶著自己的目的降生於地球呢？光是從這兩種截然不同的思考方式中擇一，生活方式就會完全改變。

從以前的價值觀來看，大部分的人都選擇了前者的觀點。然而，婦產科醫師池川明先生曾說過關於「胎內記憶」的事情。調查三千名兒童之後發現，有百分之三十的孩子還留有在母親腹中的記憶，其中甚至有孩子記得進入母親腹中之前的記憶。

這些孩子都表示自己是「選好媽媽才出生」，由於這一點無法證實真偽，所以無法斷言孩子們的說法正確與否。賭氣說「我又沒有拜託妳生我」，和感受到自己的意志認為「父母都是自己選擇的」，兩種對父母的思考方式迥異，對自己生命的責任感與情感也會隨之不同。

對父母來說也是如此，如果認為「當初就不應該生下這種笨蛋」只會充滿憎恨，但若抱著「這個孩子選擇了我，來到我身邊」的想法看待子女，心中就會充滿感激與愛。沒有人知道真相，但是自己可以自由選擇用什麼角度去思考。根據不同的選擇，親子關係也會有所改變。

癌症也一樣，雖然都是罹癌，但選擇「從外部飛來的惡魔製造了癌細胞」或「為了達成自己的目的才會得癌症」，兩種不同的思考方式，對待癌症的方法也會完全改變。

認同凡事皆為必然的結果，之後周遭開始出現改變

原田女士毫不猶豫地選擇了後者，她的選擇有其背景。

原田女士的丈夫經營一家擁有九十名員工的汽車設計公司，而她負責公司的會計工作。自從十三、十四年前員工人數開始增加時，原田女士的丈夫便開始思考該怎麼做才能讓經營者、員工、員工的家人、客戶都幸福快樂，於是參加京瓷創辦人稻盛和夫先生的「盛和塾」學習知識。

原田女士也大約在兩年前開始參加盛和塾，學習心靈、宇宙的智慧等超自然世界的知識。松久醫師的書，便是在盛和塾讀書會會上認識的人介紹給她的。原田女士說參加讀書會之後，她的想法變得樂觀正向。閱讀《海豚醫師的地球人革命》，對癌症的看

法出現轉變，讓她的狀況產生莫大變化。

我問：「如果沒有讀到那本書的話，現在會如何呢？」

她回答我：「我想，應該只剩下接受抗癌藥物與手術治療的選項了吧。或許會認為自己為什麼這麼不幸而終日哭泣，也會覺得家人如此重要、不會想認真尋找自己想做的事情了。」

她接受自己罹患癌症是必然的結果，並以此做為前提，思考自己該如何是好。結果，她發現答案不是標準的治療。她說：「我漸漸認為，既然是為了讓自己成長而出現的疾病，那就好好享受吧。要是以前的我，絕對不會這麼想。」

這就是所謂的吸引力法則，在她轉念之後便出現了愉快的邂逅。

她遇見「KOURTUC」這種治療法，這是一種使用雙氧水（oxydol）的放射線療法，廣泛應用於乳癌的非侵入式療法。該療法由兵庫縣加古川醫療中心的小川恭弘院長在擔任高知大學教授時開發，現在已經有數個醫療機構提供相關療程，原田女士則是透過盛和塾的關係才得知該療法。

「因為服用抗癌藥物，癌細胞已經縮小到可以手術的狀態，不過如果狀況允許，我希望盡量不要動手術。得到這樣的資訊之後，我馬上請小川醫師為我看診，決定採用這個方法治療。」原田女士接受八次抗癌藥物治療，並採用KOURTUC療法。結果，一般認為難以治療的癌細胞就此消失了。

在此稍微離題一下。我一直很疑惑，對女性來說，切掉乳房是什麼感覺呢？我見過好幾位罹患乳癌的患者，但這個問題始終問不出口，當時我也沒能詢問原田女士。

有次我參加一個派對，隔壁剛好坐了一位動過乳癌切除手術的三十幾歲女性。可能因為喝了一點啤酒吧，我鼓起勇氣問了這個問題。

她若無其事地回答：「應該跟男人切掉陰莖一樣吧。乳房很重，所以甚至有人因為切掉乳房而導致身體失去平衡，或是脊椎歪斜。我用肚子上的肉重建乳房，所以我的乳房上有肚臍喔。」然後，她開朗地笑著幫我斟滿啤酒。

奇妙的是，她還說了這樣的話：「我從某個時間點開始，認為自己罹癌是必然的結果。這樣一想之後，心情突然變得好輕鬆，身體也恢復健康。」

那是一位笑容充滿魅力的女士，她也談到「必然」，感受到必然的結果，人就會改變。我看著她的笑容心想，認為一切都是偶然的想法，會覺得那是自己力所不能及的事情而被無力感擊垮。然而，一旦認為這是必然的結果，就會找到自己能做的事，也會充滿幹勁。當時因為是在派對的會場，所以沒能繼續追問詳情，不過如果有機會的話，我希望能夠聽聽她的故事。

原田女士是個非常行動派的人，在得知癌細胞消失之前，她便認為自己應該想辦法和松久醫師見一面，畢竟醫師要等六年才能再接新患者。有什麼方法能和醫師見面呢？對了，不要參加治療，去參加講座就可以和醫師見面了，一切先從這裡開始吧。

原田女士參加了松久醫師的講座，一如預期，她深受感動。回到家之後，她發了電子郵件給醫師，表示自己想接受診療。結果醫師回覆她，三週以後剛好有人取消，可以為她看診。真是一個完美的時間點，我想這應該是她的行動力造就的結果吧。

初診先照X光確認脊椎，對脊椎做了十分鐘的手技療法，就這樣結束診療。

「雖然我看不到醫生做了什麼，但是可以感覺到身體好像注入了一股能量。」她似乎只能這樣說明醫生的診療方式。現在為了預防復發，她至今仍然定期接受松久醫師的治療。

接著，她開始思考如何了解自己出生的目的。因為有緣認識位於岡崎的石原診所的石原均醫師，原田女士決定接受催眠療法。

所謂的催眠療法是引導病患呈現放鬆狀態，使用誘導催眠的手法接觸潛意識的心理療法。說到催眠，有人可能會想到電視上的催眠術，不過兩者是截然不同的東西。催眠療法當中患者仍保有自己的意識，也可以自我控制。並不會像催眠術那樣，被催眠師一說「你是一條狗」，人就會開始汪汪叫，更何況醫師也不會這樣誘導病患。

大家都知道，人的意識分為表面意識與潛意識。平常我們基於表面意識思考然後行動，潛意識則是掌管我們無法自覺的部分。有時候很久以前發生，而且自己已經遺忘的壞事，會影響身體與心靈導致引發疾病。這些記憶不會留在表面意識中，而是儲存在潛意識裡。催眠療法藉由接觸潛意識，這些記憶就會以印象或語言的形式浮出表面。催眠治療就是以此為線索，治療身心的療法。

催眠療法不只可以治病，還具有除去不安、改善人際關係、矯正壞習慣、開發能力、找到人生的目的等效果。原田女士在接受催眠治療之後，能夠回想起讓她感受到「必然」的原因。

「接受催眠療法之後，我發現其實很久以前就知道自己會生病。我以前負責會計工作，但四年前公司決定雇用專業人才。我心想：啊，原來從那個時候開始我就已經準備好要生病了。因為將工作交給專業人才，所以我才能專心接受治療，思考各種事情。」她說她慢慢了解到自己生存的目的。

「與其說是為了自己而努力，不如說講述自己的經驗、傳達自己獲得的資訊進而影響他人，讓我扮演的角色更加明確。現在我致力於宣傳KOURTUC治療法與松久醫師的治療，也積極參加乳癌患者協會與患者交換資訊。一切都朝好的方向前進，因為罹癌我才能每天過著充實的生活。」

接受必然的結果之後，她卸下身上的各種重擔，漸漸看見自己的道路，心中充滿喜悅。雖然不知道這個世界上發生的事情究竟是必然還是偶然，但我發現，「必然」的思考方式的確能讓人變得幸福。

診斷出子宮癌後開始接觸自然療法

有些人會大言不慚地說：「我最了解自己！」但事實果真如此嗎？

某位知名的靈能力者曾問：「自己什麼時候會死、會發生什麼事，自己全部都能知道嗎？」

她說：「其實，人一點也不了解自己。」還笑著說，別人的事都算得很準，但是自己的事就要和認識的占卜師商量了。

人往往對自己既熟悉又陌生。有很多人明明是向日葵，卻以為自己是鬱金香。向日葵過著向日葵該過的日子當然會很幸福，但是如果把自己當成鬱金香過日子，就會搞砸人際關係、選錯工作、賺不到錢。這些事情都會變成壓力，當壓力排山倒海而來，不知不覺就可能會罹患癌症。

無論是否罹癌，有很多人都因為不了解真正的自我而諸事不順。

在我認識的催眠治療師（Hypnotherapist）藤原萬梨子的介紹下，我得以與二度克服子宮癌的小島元子女士見面。她在完全不依靠醫院治療的情形下康復，所以有很多人都想聽聽她的經驗，她也以自己姓名的拼音「KOJIMAMOTOKO」之名，在各地演講。

我在東京站的咖啡店裡採訪她，因為平時就已經習慣在別人面前說話，所以她的談話非常有邏輯。小島元子女士是一個充滿知性氣息的人，而且非常直爽、很容易攀

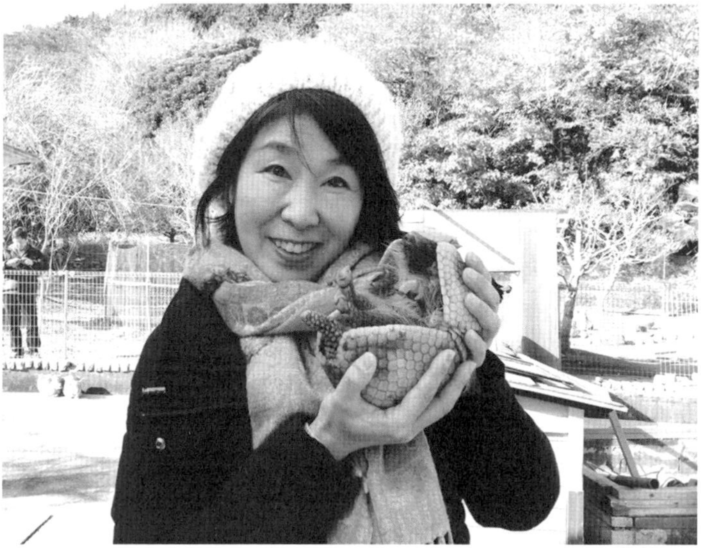

癌症是讓我改變生活方式的強烈疾病（小島元子女士）。

談。最棒的一點是，她的聲音非常柔和好聽，據說小時候，父親曾對她說：「小元的聲音很好聽，所以可以做運用聲音的工作喔，如果能當主播就好了。」她一定很開心吧。不過她也笑著說，以前在學校經常有人模仿她說話，藉此調侃她。

小島女士在一九九一年診斷出子宮癌，那一年她三十歲。當時，她有一段非常不愉快的經驗。

「我帶著兩歲的長女一起去聽檢查結果。主治醫師說：『應該是初期的子宮頸癌。』之後，醫師看了我女兒一眼，接著說：『您已經有一個孩子了，摘除子宮也沒關係吧？』我心裡大怒，想說怎麼會有這麼不體貼的醫師。」

雖然不是所有的醫師都這樣，不過她卻因為這句話，決定拒絕西洋醫學的治療。這個決定感覺有點操之過急，不過對她而言那句話難以饒恕，而且她的母親曾在自然療法家東城百合子女士門下學習，所以她對自然療法並不陌生。

「我覺得，這不是摘除我身體的一部分就能解決的問題。這就和庭院長雜草很困擾，便使用除草劑傷害整片土地是一樣的道理。如此一來，就算想讓地上開滿花朵也不可能辦到。人類的身體也一樣。假設餐廳端出發霉的麵包，顧客反映：『麵包發霉了。』結果餐廳工作人員當著顧客的面把發霉的地方剝掉，重新把麵包交給顧客說：『請慢用。』會怎麼樣呢？把長出癌細胞的子宮整個摘除，不就是這種感覺嗎？」

沒錯，非常淺顯易懂。必須改變整個身體才行，基於這個想法，她徹底採用自然療法，她的母親也非常支持她。小島女士第一個嘗試的方法是沙療，當時她住在橫濱，所以她的先生每天開車載她前往湘南的海邊，進行把身體埋在沙堆中的沙療。

「身體埋在沙堆中只露出頭，我覺得這個療法的解毒能力非常驚人。不過體力下降的時候要特別注意。必須配合當天的氣溫、埋入沙堆的時間、本人的身體狀況進行沙療，身邊一定要有人幫忙才行。」

這是她相當喜歡的療法。二〇一七年夏天，小島女士和我以及其他夥伴一起去了小笠原。那裡有一個名為小港海岸的沙灘，在小島女士的建議之下，我體驗了足部的沙療。在我做沙療的時候不只足部，全身都很暖和舒服，所以下次我也想試試看把全身埋在沙子裡。

從剛開始發現癌細胞的時候，她就一直持續做沙療。此外，還採用枇杷葉的溫灸療法，也在朋友的介紹下，定期到野口整體治療。在家裡她則是進行斷食療法，平時仍為家人端出一般料理，但自己則執行只喝水和味噌湯、燉湯等流質的輕斷食。

「我在日常生活中與癌細胞共存，希望能治療整個人。我不想特別去到某處或者花大錢治療，我想在日積月累之下慢慢痊癒。我認為減法比加法重要，不攝取有害物質，反倒是盡量排出有害物質，並且注意只攝取對身體好的東西。」對於治療，她有著非常明確的信念。

五月診斷出癌細胞，她全心全意投入自然療法，八月再度進行檢查。因為她不想去剛開始為她診斷的醫院，所以這次換了另一家醫院。

「結果各項數據都變得更差了。我真的很驚訝，明明都這麼努力了，結果卻那麼令人沮喪。我第一次覺得喪氣，覺得事情好像沒有自己想得那麼簡單。有好幾個禮拜我什麼事都不想做，覺得自己之前的努力是不是都徒勞無功。」

一般來說，這種時候就會回歸西洋醫學，接受手術了吧。這樣的選擇也絕對沒有錯，然而她並沒有這麼做。當她沮喪到極點的時候，再度檢視自己的內心。二十歲出頭時，她就保持冥想的習慣，持續鍛鍊觀照自己內心的能力。

「過一陣子之後，我發現自己其實很幸福。實際上，除了癌症以外我真的都很幸福，只是我一直注意癌症，便認為自己很不幸。因為我只看著不幸的東西，當然會覺得不幸啊。」

她的丈夫全力支持她。去做沙療的時候，她的丈夫似乎曾經在開車時脫口說出：「這樣真的治得好癌症嗎」、「從來沒有聽過把自己埋在沙子裡癌症就會好的例子」。然而，他從來沒有要求小島女士去醫院或者動手術治療，當時他究竟是在什麼樣的心境下看著妻子呢？我可以想像他每天都很糾結的那種心情。

此時，小島女士聽朋友說燉煮溫性蔬菜（白蘿蔔、白蘿蔔葉、紅蘿蔔、牛蒡、香菇）製成的蔬菜湯，對治療癌症很有效。這道料理甚至曾有一段時間，被喻為奇蹟蔬菜湯而引起潮流。小島女士在喝了這種蔬菜湯之後，覺得身體得到滋潤，認為這個方法很適合自己。從那個時候開始，她發現自己漸漸改變。

第二次罹癌、第三次發現疑似癌細胞之後，越來越能看清自己

努力三個月之後數值反而惡化，這種時候，假如是以前的小島女士就會覺得是自己不夠努力，必須再更進一步，繼續用力踩油門向前衝。然而，這次不一樣，她安慰自己，告訴自己已經很努力了。

這是她第一次用這麼溫柔的眼光看待自己。可能有什麼緣由讓她這麼做，也可能有什麼契機吧。她說她自己也不清楚，只是自然而然湧上一股慈愛的感覺，覺得自己活著不應該再執著於治療癌症，而是要把焦點放在自己的幸福上，所以她便不再咬牙努力從事自然療法了。

或許，嚴以律己的人比較容易罹患癌症。作家嵐山光三郎曾在週刊中寫過一件很

有趣的事，他提到運動等競技的指導者，都會用語言激勵選手，要選手「戰勝自我」。選手可能也想示弱，可是一旦示弱就等於輸給自己，所以只好咬牙苦撐，藉此提升自己運動方面的能力。

這麼做其實也沒關係，然而，「戰勝自我」就表示這是一場自己對自己的競賽，如果有一個自己贏了，那就表示另一個自己輸了。在自己心裡，同時有著一直努力的自我和想示弱的自我，一直努力的自我贏了，那麼想示弱的自我就成了敗犬。那個輸了的自我會怎麼想呢？應該很難過又很寂寞吧。想到這一點，人偶爾也應該用溫柔的語言，安慰那個輸掉比賽的自己。真是一篇非常含蓄的報導。

我發現，嚴以律己的人對於輸掉比賽的自己都不太體貼。我在想，會不會是輸掉比賽的自己不但沒能獲得溫柔的慰問，還被當成是沒用的廢物，最後因為畏縮氣餒才形成癌細胞。

然而，小島女士告訴自己已經很努力了，認同了沒有交出好成果的自己。她說感覺就像卸下束縛自己的枷鎖，放下肩膀上的一顆大石。

接下來，終於到了命定的十月。

「月經來潮時，腰比平常沉重，這還是有生以來第一次。我心想會不是會是癌症又惡化了？心裡十分不安。腰部的沉重感幾乎已經到了悶痛的地步，過沒多久經血中出現黑色的血塊。那是外觀非常奇異，看起來像內臟，宛如雞蛋大小的血塊。我確定腰部的悶痛感來自那團血塊，就像生產前感覺腹部變沉重一樣。」

在小島女士、狩野女士和井川女士的身上，都發生了一樣的事情。比較三人的經歷，發現她們的共通點是子宮癌和低體溫，而且她們都很確實的面對自己，或許這其中就蘊含了自然治癒的提示。

小島女士到附近的醫院，告知事情的來龍去脈並接受檢查。一週後再去醫院，得到「未發現癌細胞」這個令人開心的捷報。

當時醫生脫口而出說道：「神有時也會惡作劇。」沒有接受西洋醫學的治療，癌細胞也會消失。這對西洋醫學的醫師而言，是多麼令人不可置信的事情，所以才會說是神的惡作劇吧。

帶著堅強的意志，在採用自然療法的情況下，成功讓癌細胞消失了。小島女士馬上以電話聯絡家人和朋友這件事，直到這時，她才第一次哭了出來。

「我現在一閉起眼睛就會想起，那一天萬里無雲的藍天有多美，還有銀杏葉閃耀的金黃色。」

然而，小島女士與癌症之間的關係尚未結束。十年後，小島女士四十歲時，在生完第三胎後馬上就發現子宮癌。

「您一定很震驚吧。」我想，每個人都和我問了一樣的問題，不過小島女士卻給了我一個令人意外的答案。

「這次我沒有執著於自然療法，如果需要的話，採用西洋醫療也沒關係。比起這個，我注意到癌症是一種帶著訊息的疾病。上次癌症教會我全心投入自然療法，過著健康的生活，慰勞自己的身體。於是我便開始思考，這次罹癌又帶著什麼樣的訊息，所以其實沒有太過驚訝。」

這次會發生什麼事呢？雖然令人很難以置信，但是她說她當時有種興奮的感覺。因為眼前出現各種阻礙，所以真正的自己才會一點一滴浮出表面，甚至為此感到高興。癌症復發絕對不是樂事，可見她已經變成一個能夠樂觀接受癌症的人了。

就在這個時候，因為一個小機緣讓她接受了超自然性質的治療。這裡所指的治療就是傳送宇宙能量到患者身上，像氣功那樣的方法，從事這種治療的人被稱為治療者。小島女士遇到的這位治療者，幫她確認了「脈輪」這種人體內集中能量的地方。如果脈輪出現問題，身體和心靈就會出現異常。對小島女士而言，這件事也成為一大轉機。

「我最震驚的是，知道自己無法說出想說的話這件事。當我被治療者說掌控溝通的脈輪呈現失衡的狀態，自己確實有些頭緒。我從小就比較喜歡傾聽，而非開口說話。而且，我在發言時總是會注意不要破壞現場的氣氛。我會觀察周遭的人選擇適當的語言，甚至閉口不語。

結果，自己想說的話說不出口，反而讓我覺得是在對自己說謊，不知不覺陷入自我厭惡的情緒中。我一直都用誠實、不說謊、表裡一致的模式生活，一直都堅持不對他人說謊，卻對自己說謊。脈輪治療讓我了解，我到底對自己有多不誠實。」

從此之後，她徹底面對自己。比起癌症復發，對自己不誠實這件事更讓她震驚。有時她會用冥想的方式，關注自己到底想說什麼、想怎麼做、想法是什麼。

「如果被拜託做一件事，假如自己真的很不想做，即便最後還是答應對方，也要肯定不想做這件事的自己。人不是都會有不想肯定自己的時候嗎？我以前都會忽略這樣的自己，即使心裡不願意，也會盡量打起精神。感覺就像挖掘自己的黑暗面吧，在挖掘的途中，無論好的一面還是壞的一面，我都漸漸可以認同了。」

我想這一定很痛苦。如果是我的話，應該會陷入自我厭惡抱頭煩惱，而她竟持續挖掘自我長達半年之久。這段期間，罹癌這件事已經被淡忘，半年後突然想起來，才到醫院做檢查。檢查結果很令人開心，癌細胞已經縮小到可能會有癌細胞病變的癌前狀態。再過半年，癌細胞就徹底消失了。

她在醫院的停車場，準備踩油門時，突然有了幹勁，心想：「接下來，接下來才要正式開始！」感覺就像電影裡的一個勵志情景。

「癌細胞的問題解決了，但我還有『正題』要面對。那就是我從癌症當中得到的訊息。接下來，才要進入正題。」她用祈禱的心情，抬頭看向天空。

截至目前為止她已經累積過分充足的經驗了，但她的故事還有第三幕。

二〇〇六年小島女士四十五歲時，健檢發現「疑似罹癌」。此時，她的心境就是第三幕的開始。

「雖然只是疑似而已，還不能斷言是癌症。不過，我還是無法冷靜，整個人變得很不安。第一次、第二次罹癌的時候我都沒有覺得恐懼，不知道為什麼這次卻覺得既恐懼又不安。」

為什麼會變成這樣呢？小島女士針對這個變化徹底進行自我分析。她用「第一次、第二次罹癌時我冰封了自己的情緒」來形容。第一次、第二次罹癌時，其實心裡也都很害怕、很不安，然而她卻壓抑了這種情緒，就像對情緒打了麻醉針一樣。

第二次罹癌之後，她學會徹底面對自己，使得冰封的情緒開始融解，麻醉效果也漸漸消失了，因此這次聽見診斷時才會湧上恐懼與不安。這是自己誠實生活的證據，對她而言是一件非常值得高興的事。

「這次又讓我思考了很多事。第三次罹癌我才知道，自己還沒有完全接受自己的情緒。俗話說喜怒哀樂，就算能接受喜與樂，還是會想封閉怒、哀、恐懼等負面情緒啊。我發現那個不能接受憤怒和恐懼的自己，既然不能好好接受負面的情緒，也就無法充分享受歡喜與快樂。因此，我決定接受憤怒和恐懼。結果我在人際關係上也不再去評斷一個人的好壞，世界變得更寬廣了。」

小島女士的故事我想就介紹到這裡。她現在已經可以接受正面和負面的自己，所以生活方式毫不費力，非常放鬆。若生活平靜無波，就很難想到探求自我，對她而言，三次罹癌經驗都是為了找到真正自我的重要階段吧。

多麼波瀾壯闊的三部曲啊，請容我稍作梳理。

第一次罹癌時，為了治療癌症而努力，徹底採用自然療法。她苦笑著說：「當時我簡直就是健康狂熱分子啊。」她致力於蒐集資訊，貫徹自己覺得好的治療方式，最後因此獲得大量的健康生活知識。

第二次罹癌時，她發現自己一直在對自己說謊。一心配合周遭的氛圍說話，妨礙自己展現自我，如此一來，總有一天自己會引發內亂。就像飽受父母壓抑的孩子，最後都會走上歪路一樣。

第三次罹癌時，她學會坦率接受各種情緒。即便是憤怒或恐懼等不愉快的情感，也要認同感受到這些情緒的自己。她變得經常觀照自己當下的情緒，凝視自己的心，因為唯有如此，才能找到真正的自我。她也了解到，從這樣的角度看待自己，人生就會非常開心。停止「快樂是好事、生氣是壞事」的批判，讓她的生活變得更輕鬆。

據說人類是由「肉體」、「心靈」、「魂魄」三位一體結合而成，以小島女士的情形來說，人生以肉體↓心靈↓魂魄的順序展開。這個追求自我的流程，很符合她認真的個性，也由於她的經歷就像教科書一樣標準，所以我才會介紹得比較詳細。

終於可以坦率說出自己的想法

之後，小島女士介紹了上川美智子女士給我認識。她在神奈川縣川崎市重新裝潢老宅，開設有機餐廳「素食Cafe Sara」。我馬上動身前去拜訪，從ＪＲ川崎站徒步約十五分鐘，在住宅區中是間不太顯眼的老宅。和狩野女士的宅邸一樣，比起現代又時尚的餐廳，這種老宅的氛圍更讓人心情沉穩。

上川女士是個感覺很適合當居酒屋老闆娘的人。她是具有平民氣息的美女，感覺能輕鬆和她聊天，擅長聽人發牢騷或幫人出主意，稍微說一句話就很有說服力。

就某個層面的意義來說，她度過了很不幸的人生。她說：「我從小個性就很陰沉，因為我從幼稚園開始就為了人際關係而苦惱。」高中的時候，非常擔心她的級任導師還曾經寫信告訴父母：「這孩子以後會迷上宗教。」

一如導師的預言，自大學時代開始的數年，她成為新興宗教的信徒，整天沉迷於宗教之中。每天都很難受又痛苦，卻又不知道原因，所以她一直在求救。然而，宗教並沒有解決問題，之後她的心也一直徬徨沒有定處。就在這個時候，發現罹患乳癌。她也和小島女士一樣，在醫院遇到不愉快的事，所以打算從自然療法當中尋找活路。

她師事自然療法家市川加代子老師，雖然罹患初期乳癌，不過她成功靠自然療法痊癒。她選擇糙米蔬食療法，每天早上散步二至三小時，並且邊走邊告訴自己：「我很幸福，癌症已經治好了，真的非常感激。」散步回到家之後泡半身浴二至三個小時。之後，全身用薑粉濕布（在熱水中加入薑粉、枇杷葉精華、鹽巴，將浴巾浸泡在薑粉水中後再包覆全身）包起來。除此之外，也用枇杷葉溫灸。光是這樣就耗掉半天時間了，她非常嚴格的從事自然療法。

治療的過程中，她在川竹文夫先生主持的「癌症患者學研究所」，學習癌症的自然治癒法，這件事成為她開設有機餐廳的契機。

以上就是大概的過程，她以癌症為契機找到真正的自己，越來越接近幸福的人生。前幾天我看到她臉書的發文，嚇了一大跳，因為她說她結婚了。

她三十一歲時曾經結過一次婚，不過那段婚姻並不幸福，所以馬上就離婚了。那段婚姻也讓她產生了自卑感。六十幾歲再婚，我雖然不清楚其中的來龍去脈，不過看到兩個人親密地靠在一起的照片，就可以感覺到令人羨慕的美好氛圍。

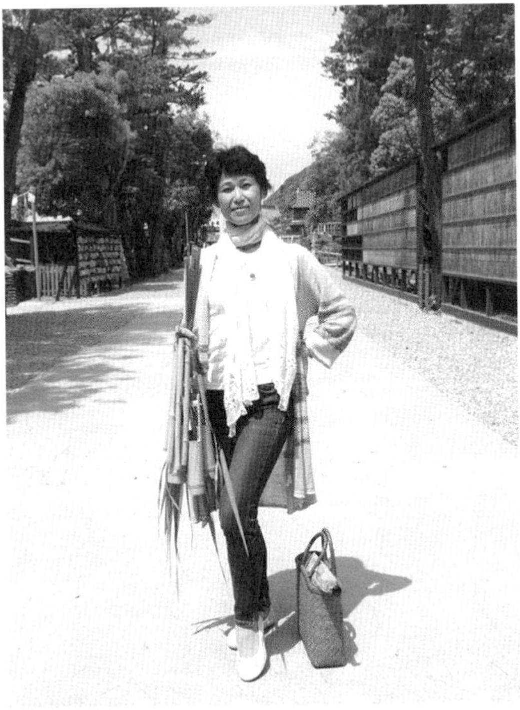

如果沒有罹癌，就不會每天都這麼開心了（上川美智子女士）。

透過本書我想介紹她透過癌症，找到什麼樣的自己。我問她：「您會覺得還好有得癌症嗎？」

其實，沒罹患過癌症的我，並不了解那種「還好有罹患癌症」的心情。不過，我對這次採訪的人，都問了這個問題，幾乎所有人都說：「還好有罹患癌症。」也有可能是因為我採訪的人都痊癒了，所以他們才這麼說，實際上，我也覺得不能一言斷定就是如此。

大家都說因為罹癌而改變了生活、思考方式。卸下外在的鎧甲，展現出有別於以往的自己。這些變化，在癌症痊癒之前應該就已經開始了，不可能是治好癌症之後才突然轉變。經歷各種思考、煩惱、痛苦，才走上活出自我的方向，或許正是因為這些改變，癌症才會痊癒吧。

身陷在癌症之中時，或許不會覺得「還好有罹患癌症」。然而，試著感受在罹癌過程中發現的變化，可能是很重要的關鍵。我認為擁有客觀審視自己的眼光，和癌症的痊癒大有相關。

上川女士告訴我這樣的故事。她有一個哥哥，在她對治療手足無措時，介紹了一位氣功師給她，那就是她開始鑽研自然療法的契機。這是一位一直關心妹妹，很難得的兄長。

這位兄長喝著酒，感慨良多的說：「妳罹癌真是太好了。妳以前工作的時候，我看著都難受。」

當時，她才恍然大悟，終於看見了真正的自己。她注意到自己的變化，的確如哥哥所說，罹癌之後她過得很快樂，這是以前無法想像的事。

「我以前無法說出自己想說的話。因為我很沒有自信，所以一心認為反正也不會有人認同，乾脆就閉嘴。現在我漸漸開始可以說出口了，可能還說了很多自己的想法。至少，不喜歡的事情我會說不喜歡了。我一直都是個性很陰沉的人，這點也讓我很有自卑感。之前我認為負面思考是不對的，積極行動才是好事。

現在我已經不這麼覺得了。如果不喜歡，不想做就不要去做。我變得可以原諒自己，畢竟日本人本來就是一個容易負面思考的民族，所以我這樣也沒關係。癌症可能是為了讓我注意到這些事情，所以才出現的吧。

剛開始遇到討厭的醫師的這件事，現在也有了意義。如果是一位好醫師，我可能就會選擇手術切除癌細胞。如果靠手術治好癌症，那麼我就不會產生這樣的心情，大概會像以前一樣過著一直煩惱、優柔寡斷的生活，根本也不會想開什麼有機餐廳吧。雖然當時覺得很討厭，實際上我反而被拯救了呢。」

我想，現在的她正在過著自己真正的人生。當初，有機餐廳也不是因為她想開而開的。整件事的契機，是在參加川竹老師的講座時，老師出的功課是找出未來自己想做的事情，她很苦惱說不出答案，最後不小心脫口說出：「我想開餐廳。」因為她是一個個性認真的人，一旦說出口的話就覺得不做不行。雖然努力實踐了，剛開始卻做得不開心，是因為不得已才繼續經營。

「繼續經營餐廳之後，心情慢慢開始轉變。很多客人來店裡，分享很棒的故事，市川老師的自然療法研習會也曾在這裡舉辦。在這樣的循環之下，我突然頓悟，這裡不只是提供餐飲的地方，而是連結人與人的地點。結果，心情就突然變得好輕鬆。」

上川女士又再更進一步，餐廳的能量也提升了。令人快樂、興奮的事才是自己該做的事情，藉由這些事情讓自己的人生順遂，也能讓周遭的人開心。即便需要忍耐也沒關係，自己活得很誠實，不喜歡就說不喜歡，害怕就說害怕，想哭的時候就哭，生氣的時候就發怒，這樣過日子就好了。

上川女士仔細挑選詞彙，告訴我為什麼她覺得自己能痊癒：「我覺得一切取決於自己意識的狀態，比方說我開口說要開有機餐廳之後，說過的話就實現了。只要改變自己的意識，就能改變現狀。就這層意義來說，我算是很順利。而且沒有把疾病當成敵人這一點，可能也成為益處吧。」

藉由坦承自己的心情，提升治療能力

想說的話很難說出口，尤其是開口說「不要」很需要勇氣。

我也經常受邀參加自己一點也不想去的聚會，因為無法拒絕而出門，最後度過一段無聊的時光而後悔。每次都心想下次我一定要拒絕，結果真的有人來約的時候，我又欺騙自己答應前往。這種類型的人很容易因為累積壓力而生病，必須多加小心。

無法暢所欲言的人，面臨重大危機時，藉由下定決心說出自己真正的想法，就會像打開治癒力的開關一樣，凡事都朝對的方向前進。

「能下定決心說出自己想說的話，真是太好了。」說這句話的人，是東京都大田區的松前直子女士。她因為胸部劇痛而前往醫院就診，結果發現是惡性淋巴瘤，那是二〇一五年的事情了。

一般認為抗癌藥物對惡性淋巴瘤的治療效果很好。然而，實際上訪問因惡性淋巴瘤接受抗癌藥物治療的人，大家一致公認副作用很強烈，松前女士也親身體驗過副作用的痛苦。

抗癌藥物是雙面刃，根據使用方法不同，可以呈現很不錯的效果，不過無論如何都無法避免副作用。拜現代科技之賜，現在有可以體驗震度七級地震的裝置，體驗過一次之後，一旦面臨關鍵時刻就可以做好心理準備。若是抗癌藥物的副作用也有模擬體驗的方法就好了，如此一來，患者就能做好接受治療的心理準備。

我也希望醫師務必親身體會副作用的感受，我認為，醫師若是能設身處地為患者開立抗癌藥物也是一件好事。我和Ihatovu診所的萩原醫師一起去小笠原時，發生過一件事。醫師從來沒有暈船、暈車過，但是這次不知道為什麼暈船暈得非常嚴重，一整晚都很痛苦。他一直手拿著塑膠袋，因為想吐而苦不堪言。船隻抵達小笠原終於可以稍做休息時，醫師脫口而出的一句話，讓我至今仍無法忘懷。

他說：「我稍微可以瞭解，病人因抗癌藥物副作用而受苦的感覺了。」

這位醫師一定平常就一直想了解患者的痛苦，否則他不會說出這種話。能親近這樣為患者著想的醫師，我真的覺得很感恩。

說起抗癌藥物總是爭議不斷，經歷過的人都告訴我副作用的痛苦。然而，還是有人光靠抗癌藥物就從癌症末期生還，所以抗癌藥物的療效仍然不容小覷。只不過採用抗癌藥物治療，勢必需要相當的體力與精神力。

松前女士當初應該沒有想到，抗癌藥物治療的副作用會如此強烈吧。原本預計做四次治療，做到第三次之後，她就感覺沒辦法做第四次了。接著，松前女士便開始苦於內心的糾葛與煩惱。

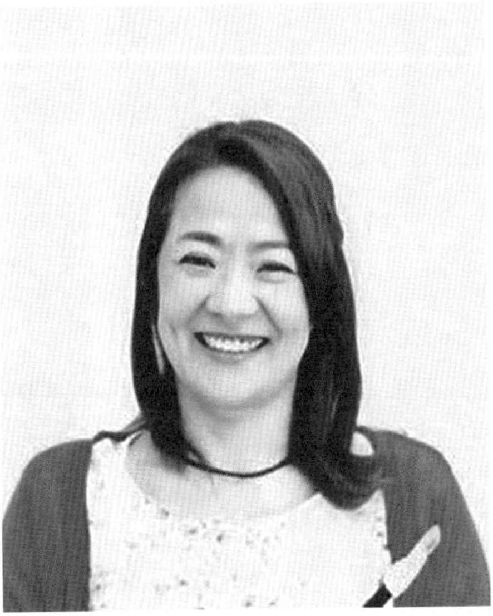
我決定一定要自己把癌症治好（松前直子女士）。

「我拚命調查抗癌藥物，那種抗癌藥物，就連護理師都要穿著像沙林毒氣事件時的防護服處理，讓這種東西進入身體真的好嗎？我心裡充滿這樣的疑問。

那是一種會痛到滿地打滾的感覺，中學二年級的女兒看到我這麼痛苦的樣子，對我說：『我不想看到這麼痛苦的媽媽。』就連女兒都跟著患了心病。我心裡也在想，再這樣繼續做抗癌藥物治療，我遲早會變成廢人，等到癌細胞消失我也會跟著死亡吧。

我沒辦法留下女兒自己一個人先走，或是眼睜睜看著自己變成廢人，我拜託老公說：『我會自己治好癌症，絕對不會死，但我不想再繼續這個治療了。』我老公說：『真像妳會說的話。』他接受了我的想法。」

松前女士決定不再做抗癌藥物治療。第四次治療的前一天，她打電話到醫院，她已經不再迷惘了。

「抱歉，我要取消明天的療程。」接電話的人只簡單說聲：「知道了」，就把電話掛了。然後負責的護理師隨即就打電話來，雙方互不相讓，通話內容非常嚴肅。

「您真的要取消療程嗎？」護理師說。

「對，我要取消。」松前女士斬釘截鐵地回答。

「真的沒關係嗎？」

「這是我的身體。」

「請讓我和您的先生通話。」

「關於這件事我已經和我先生溝通過了，如果有什麼想問的問題，我先生會再打電話給您。」

「請讓我和您的先生通話。」

電話那一頭冷漠的說話方式，不斷地刺著松前女士的心。在醫院的時候明明是一位溫柔的護理師啊，松前女士的心情越來越激動。

「不好意思，為什麼要在我本人不在的時候，和我先生討論我的生死？這不是很奇怪嗎？」

「您的想法雖然很好，但是……。」

「怎樣？妳是想說我會死嗎？」松前女士已經打算掛電話。沒想到這時候，護理師卻說：「會死的話倒還好，但妳會比死還痛苦啊。」

松前女士不甘心地說，她至今都忘不了那句話。那位護理師並不是出自惡意說出那句話，而是為了松前女士著想，才希望她重新考慮。抗癌藥物對惡性淋巴瘤有效，在醫學界是常識。不過，兩人的看法不同，這也是沒辦法的事。

「可是我還是想取消，畢竟這是我的身體。」松前女士說完就掛掉電話。她說現在回想起來，只能說當時的自己簡直不像自己，這也是沒辦法的事。

「雖然心裡同時有軟弱和堅強的自己，不過能用這麼強硬的口氣說話，我自己也嚇了一跳，畢竟最後根本就是在吵架。」她下定決心：「一定要自己治好癌症。」

自己的命自己救！她透過和護理師的對話，展現一直以來壓抑的情感。

「我心想，越生氣就越要奮發圖強。」應該是藉由展現自我情感，開啟了她自然治癒力的開關吧。有很多醫師都設身處地提供她諮詢服務。接受這些醫師的建議進行治療當然最好，但或許對當時的松前女士來說，需要的是像這樣表達自己的情感。

「我想抗癌藥物的確有其效果。不過，使用抗癌藥物很需要體力，否則無法撐下去。以我的例子來說，我很慶幸自己選擇冒險並行動。」

這是背水一戰。在緊要關頭賭上性命的決定，發揮正面效果。這件事對她來說，化為一股莫大的自信。之後她藉由催眠療法、飲食療法、溫熱療法、超自然療法、健康食品等治療，成功治好癌症。

現在，她一邊摸索自己真正的生活方式，一邊從事心靈療癒的工作。

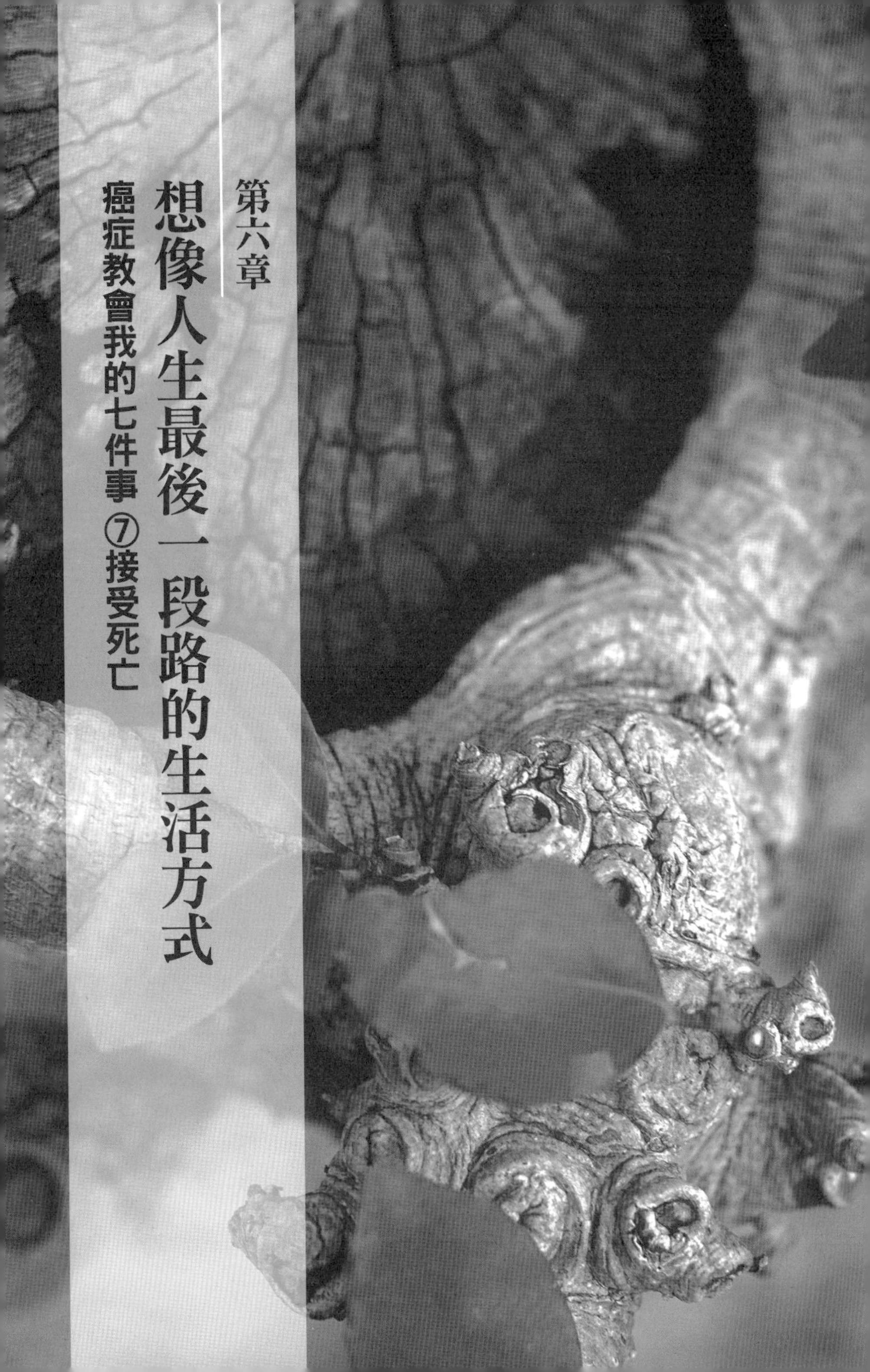

第六章

想像人生最後一段路的生活方式

癌症教會我的七件事⑦接受死亡

平常就思考死亡

我窺探自己的內心，發現心裡存在對罹癌的恐懼。因為我抹不去「癌症等於死亡」的想法。雖然我也不想得流感，但我並不害怕流感，因為我心中沒有「流感等於死亡」的概念。即便如此，如果我長時間發高燒、身體衰弱、意識到死亡之後，大概也會湧上恐懼感吧。

我想應該有很多人和我一樣，對死亡心存恐懼。這次採訪的對象，在診斷出罹癌時也馬上意識到死亡，並且因為死亡而心生恐懼不斷煩惱。

雖然恐懼的程度各有不同，不過茂呂信市郎先生告訴我，當初他被診斷出癌症時非常平靜。他經營一家公司，想必平時也累積了很多壓力，六十三歲時才會診斷出罹患胃癌。

當時癌細胞已經轉移到大動脈淋巴結，即使手術成功，五年存活率的百分比也只有個位數。

他說這時自己還不覺得恐懼，不過就在接受手術後住院時，他看見同病房的人一一死亡。前一晚還睡在隔壁病床的人，隔天早上就突然不在了，這種情形一直持續，讓他突然變得很恐懼。他原本並不害怕癌症，但是就在意識到死亡的時候，恐懼瞬間籠罩心頭。

他是如何克服這層恐懼的呢？那是之後的事情了。

手術後，他開始進行抗癌藥物治療，治療過程非常痛苦。他說：「就連起身都很困難，身體非常衰弱。一想到再這樣下去就會死，讓我覺得很害怕。」此時他對死亡的恐懼越來越深。

於是，他開始大量閱讀。他選擇的書都和死亡有關，或許是本能讓他想要了解死亡吧。撥動他心弦的書是青木新門先生的《納棺夫日記》（譯註：電影《送行者》的原案）。青木先生透過為亡者納棺的工作，培養出獨特的生死觀。他以精簡的詞彙，寫下自己身為納棺夫的工作以及感受。

他寫下對死亡的深刻洞察，例如：「在今天這個視死亡為忌諱之惡、視生為絕對正面價值的時代，最不幸的就是必須面臨每個人都會死的矛盾」、「現代人的不幸，就是無法凝視著自己的死而生活」。

青木先生是作家同時也是詩人，他隨手就能夠寫下動人的文字，例如：「對癌末患者而言，激勵是一種殘酷、善意等於悲戚，他們不需要勸解或任何語言。他們只需要眼神像藍天般透澈、爽朗如風的人陪伴在身邊。」

青木先生的文章，深深打進被死亡陰影籠罩的茂呂先生的心。此外，他也如飢似渴地閱讀親鸞聖人等偉大僧人的教誨。

「我漸漸能夠接受人終有一死這件事。當我開始這麼想之後，心情就慢慢冷靜下來了。」

他漸漸能接受死亡，同時他也以行動表示自己已經做好死亡的心理準備，抗癌藥物的副作用就是他的契機。

因為副作用太過痛苦，雖然努力堅持到療程快要結束，他卻毅然決定中途放棄。主治醫師說了很殘酷的話：「要是這樣做，馬上就會死。」在抗癌藥物治療途中放棄，等於是在身體免疫力極度低落時野放癌細胞，所以具有癌細胞一口氣擴散的危險性。想必主治醫師就是擔心這一點，才會用「馬上就會死」的說法吧。

然而，茂呂先生認為反正橫豎都是死，既然如此就先逃離痛苦再死。

就在他這樣下定決心之後，生命出現一道曙光。茂呂先生的兒子擔心爸爸，找了許多替代療法推薦給他。包含蓮見醫師的免疫療法、帶津醫師的中藥治療等，茂呂先生還練了氣功。然而，茂呂先生已經抱著反正早晚都會死的決心，因此沒有積極地接受這些治療。

他說：「雖然我心想反正早晚都要死，不過兒子都這麼說了只好試試看，當時大概就是這樣的心情。」

結果治療發揮功效，末期的癌細胞消失得一乾二淨。以茂呂先生的情形來說，或許是他沒有強求一定要治好，反而因禍得福。

他自癌症末期生還之後，現在仍活力充沛地工作，目前正在思考：「差不多該把公司交棒給別人了。」看起來他非常期待自己的退休生活。

雖然說要接受死亡，但這對每一個人來說都很困難，就算是已經頓悟的人，被宣告罹癌也可能會因為被恐懼吞噬，而突然變成另一個人。

出版《論生死與臨終》（*On death and Dying*）一書，同時也是知名精神科醫師的伊麗莎白・庫伯勒・羅斯（Elisabeth Kubler-Ross）博士認為，接受死亡的過程總共可以分為五個階段。

羅斯博士生於瑞士，持續在美國芝加哥大學研究「死亡」這個主題。根據她的看法，人會經由以下的階段接受死亡。

當人被告知有性命之危時，首先會否認。一心認為「一定出了什麼錯」、「不可能會這樣」，不願意接受自己會死的事實。縱然心裡明白人總有一天會死，但突然被宣告罹癌，死亡出現在眼前的衝擊很大。人們為了壓抑心中的震驚、維持精神平衡，不會接受事實，而且會將試圖告訴自己現實的人拒於門外。因為不想聽到這些話，甚至有人會把自己封閉起來。

接著是憤怒。人們心中會產生「我明明就沒有做錯事」、「為什麼我要遭這種罪」等，這些不知道要拋給誰的憤怒。其中有人還會把這種情緒發散到周圍的人身上，遷怒來安慰自己的人說：「你怎麼會懂我的感受！」

第三階段是談判。比方說在內心告訴神佛自己會痛改前非、會幫助他人，以祈求能夠多活一段時間。

第四階段為抑鬱。雖然採取各種治療手段，但卻都不順利，心裡湧現無力感。覺得自己已經不行了，陷入悲觀與絕望。這時心情會越來越低落，還會懷疑這個世界到底有沒有神佛。

接下來在那之後會出現的，就是第五階段的接受死亡。也就是認為會死是理所當然的事情，人會變得擁有自己的生命觀和宇宙觀，也能靜靜凝視自我。

實際上，人很難接受死亡。

我認為不須強迫自己接受死亡，只要了解接受死亡的過程會分成好幾個步驟就可以了。明明不能接受卻要強迫自己接受，對精神上來說會產生很大的負擔，應該也有人是因為無法承受兩者之間的落差而被壓垮吧。

然而，第一到第四階段的過程其實是可以縮短的。為了做到這一點，我認為平常就應該要撥時間思考死亡。雖然沒辦法馬上就跳到最後的第五階段，但是每次只要有機會就思考死亡，便能培養對死亡堅定的思考方式。如果一直把思考死亡當作是不吉利的行為、敬而遠之，只會延緩接受死亡的速度。

那我們到底該怎麼辦呢？像茂呂先生那樣閱讀關於死亡的書籍、和家人聊死亡感覺也不錯，或是聽聽曾面對死亡的人的經驗，只要像這樣慢慢建立自己的生死觀即可。

相信死後世界或轉世輪迴的人，只要針對這些深入學習，確信有這樣的世界，那麼死亡對自己就會產生不同的意義。

我現在還是沒辦法消除對死亡的恐懼，不過在傾聽了很多人的故事之後，有稍微緩和了我對死亡的恐懼。尤其是帶津醫師的話，最讓我感覺得到救贖。

帶津醫師是癌症專科醫師，一路走來他送走很多病患。正因為他是誠懇面對每一個病患死亡的醫師，所以他的每一句話都蘊含著對死亡的敬畏。

「我認為真的存在死後的世界。我之所以這樣說，是因為每一個逝世的患者，在臨終一段時間後，表情都會變得柔和。看到他們滿足的表情，我就會想起童謠《故鄉》的歌詞——『只要我達成夢想，總有一天一定會衣錦還鄉。回到那樹木濃密的故鄉，回到那流水清澈的故鄉。』在這一世已經盡力了。該做的事也做了，回到故鄉去吧。故鄉有令人懷念的風景等著我，有懷念的故人等著我。他們臉上的表情就是如此開朗。所以對那些前往彼岸的人，我都會合掌祈求他們『平安上路』。」

死亡絕對不等於被放逐到未知的世界，而是回到故鄉。先走一步的人在那裡等著我，一點也不寂寞，那裡還有很多快樂的事情等著我。如果能在這種心情下死亡，該有多麼幸福啊。

以前我曾經親眼目睹爺爺奶奶逝世的過程，看著他們漸漸衰弱，在大家的守護下迎接最後一段路。實際參與這段過程，就是最有效的死亡教育。這也是把死亡當作自己的事來思考的機會。因為有這樣的「教材」，家族成員才能慢慢建立起自己的生死觀，打造出接受死亡的基礎。如此一來，當自己面臨死亡的危機時，才能比較順利的進入第五階段。

即使無法馬上進入第五階段，至少也可以縮短之前每個過程的停留時間，或者從第一階段跳到第五階段吧。現在大部分的人幾乎都死在醫院，所以很難把死亡這件事和家人共享，或是和家人一起談論死亡了。

之前我前往霍皮族部落時，曾經想過美國印地安人是如何看待死亡的問題。我問了長老很多問題，卻沒有問到死亡這一項。不過，聽到他們的自然觀與生命觀之後，我認為對他們來說，死亡是理所當然會出現的東西，根本就不需要刻意把死亡當作特別的事情思考。

我覺得他們把自己的意識，集中在是否完成自己被賦予的使命。就像長老一直在努力完成自己「守護大地」的使命，為了完成使命，甚至可能犧牲性命。我從他身上感覺到，大自然之中的生即是死，如果在這時候死亡降臨，他也無所謂。就像春夏秋冬的季節流轉一樣，人會出生成長然後死亡，這就是大自然的真理。他們接受了這樣的教育，生活在這樣的環境之中，所以他們的心靈始終停留在第五階段。

日本古時候那種乾脆的生活方式也很好，比方說江戶時代的名僧良寬和尚就曾經說過：「在該遇災時遇災，該死亡時死亡，即為避災之妙法。」

不慌不忙，就是避開災難的最好方法，也是從第五階段開始的生活方法。想必做好死亡覺悟的茂呂先生，就是這種心境吧。

接下來，我想談談我兩位朋友的死。一位是突然猝死，另一位則是緩慢迎向死亡。死法雖然不同，但我覺得兩位都非常乾脆地前往另一個世界。

他們的死告訴我，死亡並不是終結。他們會一直留在我心裡，也會活在周遭的夥伴心中。他們讓我感受到肉體的極限與靈魂的永恆，我由衷感謝他們，也為他們祈禱。

突然離世的朋友留給我的訊息

二〇一七年八月九日，是我這一生永難忘懷的一天，當時正逢每年夏天舉辦的小笠原海豚講座。

八月二日從東京的竹芝碼頭出發，乘船二十四小時後，於八月三日早上抵達父島。我們預計在父島住七個晚上，十日離開父島，十一日回到竹芝。那是一個能與海豚共游，盡情享受風景的暑假。

當年七月底，五號颱風一直在小笠原近海徘徊，我還很擔心不知道能不能成行。還好最後一刻接駁船小笠原丸得以出航，成員共二十名。天氣還可以，大家見到海豚很開心，也充分享受大海風情。

八月九日，明天下午就要搭上回程的船了。大家都想要毫無遺憾地享受最後一天的時光，所以分成海豚共游、山區散步、海邊遊樂等幾組活動。我和八位成員一起出海，打算和海豚一起共游。

就在與海豚共游的快艇上，發生了意外事件。

當天很遺憾的是，沒能和海豚一起共游。父島周圍主要有印太瓶鼻海豚和長吻飛旋海豚兩種海豚。若是遇到印太瓶鼻海豚群，就要看準時間咬著換氣管入海。如此一來，就可以近距離和海豚一起玩。雖然像我這樣不太會游泳的人只能浮在海面上，不過海豚還是會靠過來。清澈湛藍的海洋，好幾隻海豚在水中悠游，有時還會和牠們四目相接，這種感動難以言喻。

我之所以舉辦這個講座，是因為我想讓人體驗小笠原美麗的大海，以及與海豚邂逅的感動，因此我們抵達父島後，第三天就全員出海和海豚相見歡。光是這樣，小笠原講座的目的就已經達成一半。

不知道為什麼，只要遇見海豚，大家就會變得非常興奮，好像心裡有什麼東西蹦出來一樣。例如有時候原本安靜的人會突然變得多話，大家都各自顯露出意外的一面，真的非常有趣。

在我永難忘懷的那一天，我們遇到長吻飛旋海豚。這是體型比較小的海豚，牠們會一大群一起移動，但若是人一起跳入海中，牠們就會一哄而散。因此，我們只能在船上看著牠們游泳的樣子。即便如此，大群海豚仍然魄力十足，有時候牠們會跳出海面，船上就會傳來一片歡呼聲。

「雖然沒能和海豚一起游泳，但也是相當愉快的一天。」我們抱著這樣的心情，準備踏上歸途。

「最後再游個十分鐘吧。」船隻停泊在平靜的海灣，工作人員對大家這麼說。釣濱海灘在父島附近的海域中，也算是清透度很高的海。

「這裡有小丑魚喔，也就是動畫電影裡的那個尼莫。不過這裡的小丑魚和其他的小丑魚不太一樣，是黑色的，很可愛喔！大家一定要找找看。」工作人員說明之後，我和幾個成員待在船上，其他人都下海游泳了。

我心想，接下來要到明年才能再見到這美麗的大海了，便吹著涼風，用力記住這片湛藍的大海。

「咦？」我望向海面。有一個人往船的方向游回來。

「是阿吉！」他遠從九州前來參加這個活動。他在讀了我在二十幾年前寫的《海豚療癒人心》一書後，開始進行動物輔助治療（Animal Assisted Therapy）。他一直說想去小笠原，不過都因為工作的緣故無法配合行程，這次才終於實現願望。他是很擅長游泳的人，他靠近船隻，抓住後方的階梯，輕鬆地轉身坐下。

我的視線大概只離開他一分鐘，待我再度往後方看的時候不禁倒抽一口氣。只見他整個人靠在船緣，狀況看起來不太對勁。工作人員也發現，並向他搭話，但他沒有反應，我們大聲叫他，拍打他的臉，他始終沒有張開眼睛。

我們讓全身癱軟的他平躺在甲板上。他臉色鐵青，我們緊急把在海上的成員都找回來，大家一起大聲喊了他一次又一次。工作人員輪流幫他做心臟按摩，也準備了AED。同時船隻全速開往港口。

我們用最快的速度把阿吉送上救護車前往診療所，但是他已經回天乏術了，享年五十六歲。他平時沒有任何疾病非常健康，卻在這個時候突然出現心臟的問題。

大家一起送他了一程，也圍在一起哭泣。

在竹芝碼頭見面之後，度過快樂的一週。划獨木舟、和海豚共游，那天在船上還聊了天，一起看海豚。那樣的阿吉，就這樣從我們面前消失了……真的難以置信。

原來人這麼容易就會死。無論再怎麼健康，仍然隨時必須面臨死亡。這次剛好是阿吉碰到，其實任何人都可能會遇上這種情況。

雖然大家都把癌症直接連結到死亡，但事實並非如此。即便是活力充沛可以到處蹦蹦跳跳的人，也不見得能活到明天。不見得年輕，剩下的壽命就會比較長。阿吉教會我們很多事情，也讓我們看見人必有一死的現實。

「因為不知道自己什麼時候會死，所以活著的時候，就要盡情去做想做的事。」我覺得這就是阿吉留給我的訊息。

或許現在健康生活的人，也必須和被宣告壽命將盡的人抱著相同的心情生活。畢竟兩者的生活中，一樣都存在著死亡。唯一不同的地方，只差在自己是否有意識到死亡這一點。

這次我採訪約五十位罹癌患者，他們在死亡的壓力之下，幾乎快要崩潰，但是又成功克服困境，並且開始邁向和罹癌之前完全不同的人生。他們都很清楚地告訴我：「幸好有罹患癌症。」我認為正因為他們意識到死亡，所以才改變生活方式，變得能夠活出自我，一口氣逼近自己應該完成的使命。

既然如此，若我們健康時就能在意識到死亡的狀態下生活，不就能變成和他們類似的意識或生活方式嗎？

也就是說，我們可以盡早進入羅斯博士所說的第五階段。這絕非易事，畢竟我自己年過六十，實際上仍然會認為自己接下來還能活好幾十年。接下來就稍微改變一下心情吧，從現在開始設計一套關注死亡的生活方式，如此一來，老後的生活就會自然而然變得充實。

阿大把他第一次收成的稻米送給我，這一年碰到颱風和多雨，對初學者來說算是很嚴苛的條件，應該很辛苦。即便如此，他還是努力在大家的幫助之下收成。我分到了其中一部分的稻作，蘊含了阿大想法的稻米，讓我嚐到難以言喻的深刻味道。

他一直都在意識著死亡的狀態下生活，抱持著隨時都可以赴死的想法活在當下。沒有過去，也沒有未來，現在就是最充實的時光，真是帥氣的生活方式啊。如果他當初沒有罹癌，就沒有現在的他了。因為曾經直接面對死亡，讓他變得幸福。那我們只要趁著身體健康的時候，學習這樣的生活方式即可。

阿吉又是如何呢？

自從他倒下之後，我就一直觀察他的表情。他未曾露出痛苦的樣子，不僅如此，他的表情還變得越來越柔和。這或許是我自己的想像，不過我想他應該已經接受而且感到滿足，所以才結束這五十六年的人生吧。心心念念的小笠原之旅成行，一直夢想的與海豚共游也達成了。從不同的角度來看，在美麗的小笠原海上結束生命，真是完美的最後一幕。話說回來，最享受小笠原之旅的人，其實就是他也說不定，我可以感覺到他努力地活在當下。

他去世的前一天，我們在一家有巨大細榕樹的咖啡店裡，輕鬆地聊了兩個小時。當時他的眼神閃閃發光，我和他都不知道明天會發生什麼事，我們兩個就像是理所當然會有明天、後天、一年後那樣地聊著。

如果有死後的世界，而我也在那裡遇到他的話，我再去問問他為什麼會就這樣在小笠原離開人世？當時的心情如何？

人會死，但不會歸為虛無

另外一件憾事也和小笠原有點關係，我在二〇一七年一月採訪三橋惠子女士（假名），採訪地點在東京品川的某家咖啡廳。

當我告訴她小笠原與海豚共游的活動時，她馬上就表示要參加，還拿出行事曆排入行程當中。她的癌細胞成長很快速，腹部因為積水而腫脹到不行。即便如此，她還是想去小笠原，可見她的心情很積極正面。

她有用特殊方法抽出腹部積水，不過除此之外她都用獨特的能量治療對抗癌細胞。因為她當時的狀況已經惡化到西洋醫學無藥可施了，所以我認為她的決定沒有錯，而且實際上她的治療也的確有效。縱使醫生怒罵她：「怎麼能放任狀況惡化到這個地步？」長在卵巢的癌細胞也已經大到讓人覺得：「怎麼有辦法抱著這麼巨大的腫塊生活？」然而，她卻靠著自己的努力，讓癌細胞縮小到原先的三分之一。

我聽了她的經歷之後，感覺到：「這個人或許能造就奇蹟。」雖然癌細胞沒有完全消失，但只要順利縮小的話就能去小笠原了。光是能做到這樣，就已經是奇蹟了。雖然不是每個人都像阿大一樣，不過小笠原真的是一個能帶來一些轉變的地方。

如果她去了小笠原，或許就能往更好的方向前進也說不定。我抱著這樣的心情，聽她分享經驗。

然而，這個願望並沒有實現。四月二十五日，原本約好要到她的事務所拜訪，我對她做了哪些治療很感興趣，也想知道她後來的狀況如何。就在我們約好的前一天，她用臉書和我連絡。

「您好。昨晚我出現腹痛的情形，請問明天的行程能不能往後延呢？五月一日我要到醫院抽腹部積水，所以會住院幾天。待出院後身體狀況調整好，我再與您聯絡，麻煩您了。」

據說在那之後她的病情急轉直下，由救護車緊急送往醫院。接著，她在五月一日嚥下最後一口氣。

真的很遺憾。不過，當我重新再聽一次她的採訪內容，發現她的每一句話都蘊含著努力生活的證據。她從事健康指導的工作，也有罹患難治之症的病人在她的指導下康復，到處都有人邀請她，讓她忙得幾乎沒有時間休息。

她說自己當初其實有感覺到身體不適，我還錄下這段反省的話：「我在講座中總是會告訴大家要傾聽自己的聲音，但是當自己的身體出現問題的時候，我卻告訴自己『等一下，現在很忙』，完全沒有傾聽自己身體的聲音。結果肚子變得越來越硬，雖然我知道這是大腸癌和子宮癌，可是我的行程滿檔，完全無法變更。最後身體動彈不得，沒有力氣也食不下嚥，甚至在出差的地方嘔吐。後來做了精密檢查，才發現是巨大的卵巢癌。」

那是二〇一三年十月的事情。當時醫生建議她動手術並使用抗癌藥物治療，但她自行判斷已經過了可以治療的階段，於是告訴醫生「我會自己治好」便出院了。

身體不舒服卻因為忙碌而置之不理、不接受西洋醫學的治療，我不知道這些作法是否正確。有時難免也會想，如果她更早一點到醫院接受治療，會不會只要透過手術和抗癌藥物就能好轉了呢？

不過她雖然有提到反省，卻也非常痛快地接受現狀。聽起來感覺她似乎從來沒有後悔過，我也感受到她已經接受死亡了。我不太清楚她這一生是如何生活的，會感覺她功成身退，或許只是我自己一廂情願的想法吧。

隔一段時間之後，我點開三橋女士的臉書。結果發現在她過世之後，仍然有好幾篇發文。我想「我們要辦追思會喔」的公告這件事，一定能傳達給相信死後世界和靈魂的她。她大概會精心打扮，出席自己的追思會吧。

還有另一件非常有趣的事，臉書上公布了她生前致力開發的健康食品已經完成了。她雖然亡故，卻還是有人繼承她的遺志，努力將她留下的紀念品推廣出去。

雖然有人會因為覺得死亡就是歸於虛無，而厭惡死亡，但事實絕非如此。任何人都可以像這樣留下曾經活著的證據。

死後的世界應該取決於活著的時候怎麼生活吧。三橋女士這一生都為人奉獻，不顧自己的身體為他人治病。我想她不是抱著犧牲小我的精神做這些事，而是不得不這麼做、冥冥之中有力量推動著她才對。甚至在人生最後的最後，留下健康食品讓更多人獲得健康的身體。

死後仍想幫助他人，讓我感覺到她大無畏的精神。雖然沒能一起去小笠原很可惜，但我相信她已經活得很充實，也接受了死亡才前往彼世。如果我可以在死後的世界遇到她，我會請她履行之前的約定，讓我繼續採訪她。

前文中曾提到的吉田美佐子女士曾說過：「因為罹癌而覺得自己不久於人世的那一瞬間，感覺自己好像突然跳到臨死之前的那個時間點。接下來已經沒有路了，所以只好往回看，結果發現對很多事情的看法都變得不同。以前都是從生的角度看待生活，現在則是從死的角度看待生活。一般道路也一樣，走了一陣子之後回頭看，就會覺得自己剛剛走過的路不太一樣，對吧。」

我們一般都由生的角度向前看，所以覺得遠方的死亡很模糊。然而，當診斷出罹癌意識到死亡那一瞬間，就會站在原本距離自己很遙遠的死亡角度看待生活，因此，生活方式就會完全改變。以吉田女士的例子來說，她就是因為由死見生，才會產生這樣的意識變化。

首先，她徹底了解未來有限是理所當然的事。若由生見死，便無法實際體會未來有限這件事，所以無法集中精神活在當下。只能用「幾年後如果有錢的話，想去做某件事」，類似這種輕飄飄的感覺看待人生。

然而，如果能由死見生，就會認為當下這個無可取代的瞬間比什麼都重要，才能過著有深度的生活。所謂有深度不是指一定要做什麼大事，而是去發現以前未曾注意過的小事。由生見死經常會讓人追逐眼前的目標而疏忽腳下，意識到死亡之後，才會開始注意到自己腳下的事，促使人每前進一步，就把集中精神在那一步。

由死見生，並不是要人放棄活著。而是無論是罹癌或意外，每個人都應該以不知道自己何時會死為前提，努力活在當下。

若由生見死，臨終時就會覺得自己還有很多心願未了，抱著「本來想做那件事的」、「要是有那樣做就好了」的想法死去，該是多麼難過啊。說不定還會無法成佛，一直在人世徘徊。

若能由死見生，珍惜每天的生活，死的時候遺憾就會比較少。此外，也不要什麼都想擁有，凡事適可而止，在這樣的狀態下迎接死亡，不就是接受死亡了嗎？

像這樣在生活中思考，就能正面積極地看待老化和死亡。老化和死亡既不悲傷也不痛苦，歡歡喜喜、快快樂樂地老去、死去吧。為了做到這一點，「現在如何生活」就是關鍵。

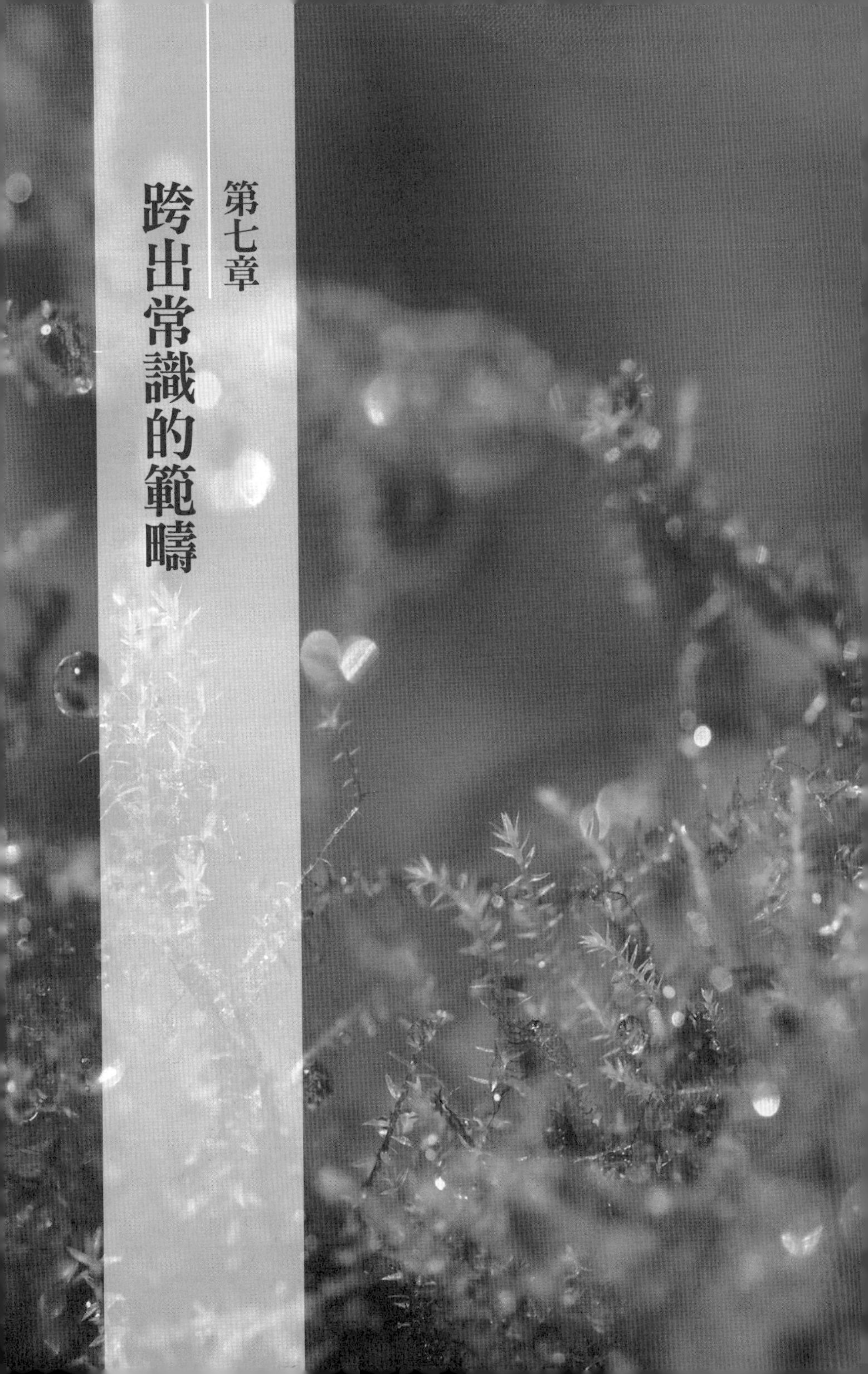

第七章

跨出常識的範疇

什麼？癌症是為讓人活下去而生？

「為什麼會有癌症？一切都是為了讓人活下去啊。」

一開頭就出現會讓人充滿疑惑的話，癌症明明就會讓人死亡，為什麼說是為了讓人活下去而生？真是個怪人啊。

我在大野聰克先生位於埼玉縣川越市的住宅採訪他，他是我在前文中有稍微提到的帶津三敬醫院患者會的工作人員之一。他為了提供讓患者會成員聚會、悠哉度過時光的場地，借錢蓋了一棟大房子。

這一晚，他的家裡也聚集了很多人，隔天就是每個月一次的早晨氣功日。大家以前夜祭之名，在居酒屋享受快樂時光，我也參加了這場活動，度過了愉快的夜晚。其實我在前夜祭之前，請他撥時間讓我採訪。

大野先生在距今二十六年前的一九九一年四月被診斷罹癌，當時他四十五歲。因為持續血便造成貧血，他前往帶津三敬醫院就診。當時他並不認識帶津醫師，選擇該院只是因為離家近。

檢查後在直腸發現癌細胞，而且已經轉移到肝臟，屬於第四期的癌症。雖然直腸的癌細胞透過手術摘除，可是肝臟的癌細胞就連醫師也束手無策。

自從診斷出罹癌之後，他每天晚上都夢到自己死去。夜晚降臨變得非常恐怖，每天晚上都得靠安眠藥入睡。然而，他每到半夜兩三點就會醒來，時間變得十分漫長，腦中一直浮現最壞的情況，到天亮都未能闔眼，這種狀態持續了好一陣子。

不過，經過一段時間之後，風向就改變了。大野先生原本是生技與電機相關的技術人員，他從小就很喜歡徹底研究、思考一件事情。他曾經是個一心想著「為什麼」、「真的嗎」、「如果這麼做或許會出現不同的結果吧」的人。

診斷出癌症末期，失落了一段時間之後，他的心情慢慢有一點餘裕了。此時他與生俱來的研究習慣開始湧現，讓他心想：「等一下，雖然我很害怕癌症，但是癌症究竟是什麼呢？如果不了解的話就沒辦法應付了啊。」

這些疑問迅速在心中膨脹，他一開始在意起來就無法置之不理。他先是閱讀了許多關於癌症的書籍，但是沒有一本書能打動他的心。這也是他從小養成的習慣，他總是對寫在書上的內容、老師說的話心存疑問，如果覺得不對勁，他就不會接受，反而會編出一套自己的解釋。從老師的角度來看，他大概是個不怎麼可愛的學生吧，可是，這種個性反而救了他一命。

什麼是癌症？他得出破天荒的結論。他的結論就是癌症其實是為了讓人活下去而生，所以就不應該再害怕癌症。既然是為了讓人活下去而生，那就不需要害怕。

我想在此回溯一下大野先生的思考過程。假設癌細胞如大家所知，是一種會無止盡蔓延的東西，既然如此，像病毒那樣傳染到其他人身上是最好的擴散方法。若是停留在一個人的肉體之中，這個人死去的時候癌細胞自己也會消亡，反而是如果傳染到別人身上，癌細胞才能一直存活下去。

為了活下去，癌細胞選擇傳染才比較合理。然而，我們從來沒聽過癌細胞會傳染給別人。為什麼癌細胞不具傳染性呢？難道癌細胞的目的不是為了擴展自己的勢力嗎？如果不是的話，那麼癌細胞的目的是什麼呢？癌細胞與他人毫無關係，是一種只與自己有關的細胞。在自己這個封閉的容器中，癌細胞到底想做什麼呢？

大野先生試著從癌細胞的角度去思考，這是因為他在做生物科技研究工作時，學會要站在研究對象的立場思考。那麼，癌細胞真的是為了殺死宿主才存在嗎？為什麼要殺死宿主呢？殺死宿主對癌細胞有什麼好處嗎？殺死宿主不是一點好處都沒有嗎？所以這個論點不對。他化身為癌細胞，認為自己必須找出解答。

癌細胞的目的究竟為何？癌細胞打算做什麼呢？他從早到晚都在思考這個問題。對癌症的恐懼與不安，已經被追查癌症真面目的心吞噬，他再也不灰心喪志了。

「我突然想到植物。當植物在日照或水分不足時，會怎麼做呢？如果什麼都不做的話，就會直接枯萎，可是植物又不能跑去某處取水。植物會選擇落葉，來取代移動。從根部吸上來的水分，會透過葉片蒸發，只要減少葉片的數量，蒸發的水量就會減少，便可因應水分不足的問題。也就是說，植物藉由落葉來延長整體的生命。

人類應該也具有這種延長壽命的機能。假設流入肺部的血液減少了，而這些變少的血液必須分配給所有細胞，如此一來一定會有某個細胞的營養、氧氣不足。該如何是好呢？站在肺部的立場思考，只要減少分配血液的細胞數量即可，將細胞數量減少到可以搭配血液流量就好。植物落葉的概念用在人類身上，就等於是減少細胞的意思。」

細胞癌化不就是減少細胞的意思嗎？這是為什麼呢？因為要救活整個人體啊。癌細胞是討厭氧氣的細胞，既然如此，沒有血液也能存活。藉由轉變成不需要血液的細胞，讓血液能夠提供其他細胞使用。也就是說，這個現象是為了拯救人而發生的。

大野先生用這樣的方式思考，但這畢竟只是一個假說，即使告訴專家，大概也很難被採信。癌症是會致人於死地，可怕又可惡的東西，這是一般常識，大野先生的假說採相反意見，所以不可能輕易被接受。這個假說要被認同，需要擁有像地動說推翻天動說一樣的理論佐證與能量。

我剛開始也無法理解，心裡也湧現許多疑問。然而，當我聽完他的描述，回家重聽採訪錄音，再度咀嚼大野先生想傳達的意思之後，便不難了解他的想法了。

姑且不論這個假說是否正確，重點從現在才開始。大野先生將這個假說應用在自己的治療上，也就是說，既然是血液的量不足導致癌細胞生成，那麼只要血流狀況變好，當人不再需要癌細胞，它自然就會消失。因為日照而落葉的植物，下一場雨之後就又會長新葉不是嗎？他認為癌細胞就和植物是一樣的道理。

想促進血液循環該怎麼做呢？或許是運動吧，那麼就來慢跑、健走吧。再請醫師開一些促進血液循環的中藥，也開始練氣功、讓身體加溫，總之先改善血液循環。

因為他相信自己的假說絕對沒錯，所以毫不猶豫地集中治療。結果，本來已經轉移到肝臟的癌細胞，不知不覺就消失無蹤。

從診斷出罹癌至今，已經超過四分之一個世紀。他的血液循環變好，就像植物的葉子重新長出來一樣，癌細胞也恢復成正常的細胞。大野先生像健康的植物一樣康復，活力充沛地為人服務並過著快樂的生活。

最好對權威、強者、多數人的常識抱持懷疑

我希望對大野理論有興趣的醫師，務必驗證看看該理論是否正確。我從大野先生的經驗中感受到很多事，也覺得自己得到了生存的提示。

大野先生並沒有對既有的資訊與知識囫圇吞棗。他懷疑常識，認為不見得權威人士說的話就一定正確。

「癌症究竟是什麼」、「癌症為什麼會存在」，儘管這個世界上有很多優秀的醫生，但是這些謎題一直都未解開。即使醫學界採用號稱「最佳治療」的標準療程，但光是日本國內每年就有近四十萬人死於癌症。由此可知，癌症的確是一種難解的疾病，其

中蘊含許多像黑盒子一樣的部分，正因為有太多未知的地方，有時也需要抱持懷疑。

我高中時曾經動過盲腸炎手術，雖然說是盲腸炎，不過實際上切除的是盲腸尾端的闌尾。這個地方如果發炎，放任不管的話就會有破裂的危險，因此當時非常輕易地就決定切除。醫生告訴我那是不必要的器官，所以切除也沒關係。然而，不知從什麼時候開始，闌尾具有調整腸內免疫的重要功能成為定論。話雖如此，現在告訴我這件事，我的闌尾也已經回不來了（或許當時的治療方式就只能切除闌尾）。

膽固醇和血壓的基準值也經常改變，幾年前診斷沒有異常的人，現在可能會成為需要服藥控制的對象。也就是說，常識並不會一直都是常識。

不只醫學，就連科學和學問世界的常識也經常改變。如果有人問我，日本歷史中的鎌倉幕府成立於西元幾年？我會馬上回答一一九二年。因為當初學校用諧音「依舊餓」教我們背誦年分。可是，現在的教科書似乎已經改訂為一一八五年了，現在的孩子，則用「一把火」的諧音來背誦。

常識究竟是什麼呢？在學問的世界當中，有權威的研究者說的話就是常識嗎？金字塔頂端的人決定好之後漸漸往下傳播，然後大家都信以為真。鎌倉幕府成立的年代改變，也是某個權威人士發表意見後載入教科書，教師們對這件事情毫不存疑，直接照本宣科教育孩子，而現在的孩子們也用「一把火」來背誦，如此一來這個年份就成為常識了。膽固醇與血壓的基準值，也是在某個大家都不知道的地方定下來，變成常識之後，服藥控制血壓的人就增加了。

還有另一點，就是常識皆是由強者、多數人打造。譬如美洲大陸的原住民印地安人，原本在與大自然和平共處之下生活，但是英國人入侵了，他們用武力鎮壓印地安人，漸漸拓展自己的勢力。來自歐洲的殖民者越來越多，當白人變成多數人之後，常識就改變了。

他們不認為人類是大自然的一部分，而是把大自然當成是為了讓人類利用而存在，這種歐洲流派的看法逐漸成為主流。為了自己的利益而利用大自然、與人競爭變成常識，打造出一個比起環境更重視經濟的社會。用「野蠻」、「非文明」的說法，排除與大自然共存共榮的價值觀。

這種情況不只發生在美洲大陸。在日本，過去曾屬於強者、多數的愛奴人被日本民族取代，到了近代又因為明治維新而大幅改變常識。距離我們最近的一次改變，就是二次世界大戰。

在戰前，都是由有力的軍方形塑日本的常識，戰後則由美國這個戰勝國誘導形塑出新的常識。常識是多數人的世界，所以一旦脫離常識範圍就會很難生存，因此大家在會試圖在常識中生活。

我年輕時曾因「到公司上班之後就不能辭職」的常識，心裡十分掙扎。大學畢業後我曾進入某個大企業工作，但是在度過兩年非常無聊的日子之後，萌生辭職的念頭。

在當時，年功序列和終身僱用都是常識，我辭掉工作的時候，心裡還有股悲壯情緒，認為「我從今以後就要落入十八層地獄了，就算要赴地獄也沒關係，我還是要辭職」。下一個工作都還沒找好就辭職，真的是已經做好必死的決心了，我想現在的年輕人聽到一定會笑我吧。現在，換工作已經是很正常的事情了，而且還能選擇當個自由工作者。

除此之外，社會上還有著「孩子必須上學」的常識。我的大女兒曾經因為在學校被欺負，而拒絕上學。

「不會吧，我女兒怎麼會……」我當時很震驚，花了很多時間接受這個事實。結果，大女兒雖然沒上國中，卻因為東京有積極招收曾拒絕上學學生的特殊教育學校而得救。之後我女兒順利入學也開始上學，不但找到自己想做的事還考上大學。

我的三女兒在國中時也曾拒絕上學，因為家裡的兩個女兒都拒絕上學，讓我開始認真思考學校教育。真的非上學不可嗎？我一直質疑自己的常識。我曾經去參觀自由學校，那裡專門招收拒絕上學的孩子，也曾聽過某間自由學校所舉辦的「拒絕上學的大學」講座。

在那裡我聽到曾拒絕上學的人，以及因為孩子拒絕上學而煩惱的父母，述說他們的經驗，還見過專門研究拒絕上學這個主題的大學教授。

講座中提到，學校原本是為了訓練工廠作業員和士兵的機構，所以才會從事局限於某個框架的教育。其目的在於打造出有利於國家和政府的標準規格品，而現在的學校卻繼續承襲這樣的教育，拒絕上學的孩子，就變成不符合規格的人。若是換個角度思考，這樣表示他們有其他潛能，不是很好嗎？我後來才覺得，其實不上學也沒關係。

如此一想，心情就變得很輕鬆。當初明明那麼煩惱，拋開常識的框架之後，心情就不可思議地變得一片晴朗。父母若能這麼想，孩子也會比較輕鬆。「必須去上學，可是又去不了。怎麼辦？我真是個壞孩子。以後我該如何是好？」這種強迫的觀念、恐懼、不安、自我否定會漸漸壓垮孩子。據說暑假結束、新學期開始的九月一日，是孩子們自殺件數最多的一天，這是多麼悲傷的一件事啊。

雖然跨出常識的框架，無法和常識框架中的多數人對話很痛苦，但若能割捨，就能過著非常輕鬆愉快的生活，也能卸下肩上的大石。想要與在前文中提到的「真正的自我」相遇，或許就需要跨出常識的框架一、二步吧。

將常識範圍外的事情視為常識的勇者們

即使是被排除在常識之外的事情，只要有更多人以明確的形式支持，最後也會變成常識。《這一生，至少當一次傻瓜》的木村秋則先生就不斷讓我看到這一點。

木村先生出身於青森縣弘前市，總而言之是一個非常獨特的人。嘴裡只有一顆牙是他的註冊商標，缺了牙齒再加上津輕方言，聽他說話其實很辛苦。

他高中畢業之後在神奈川縣川崎市的工廠工作，二十二歲時回到故鄉，成為蘋果果農的養子，這就是他種蘋果的起點。

種植蘋果需要數度大量使用農藥，這是常識，就連日本農業工會也是這樣指導果農。自從農藥開發之後，蘋果就以使用農藥為前提進行品種改良。結果，雖然可以種出又大又甜的蘋果，但是只要稍微不注意，果樹就會生病、長蟲無法結出果實。

木村先生開始無農藥栽種之後，整個果園都是蟲、每棵樹都生病，甚至連一顆蘋果都沒有長出來，這些事情成了折磨他的惡夢，不過從種植蘋果的歷史來看，其實這是理所當然的結果。

木村先生並不是因為想偷懶才決定從事無農藥種植，而是因為他的妻子有過敏體質，灑完農藥之後人就會不舒服臥床不起，他只好棄車保帥，一頭栽進脫離常識的無農藥種植。

這個決定讓木村一家陷入極度貧困的生活，一個月的生活費只有三千日圓。妻子採摘山上的野草做菜，連三個女兒學校的午餐費也付不出來。一個橡皮擦要用美工刀切成三塊分給三個女兒用，學校親子日的時候，老師把女兒的作文拿給他看，女兒的作文寫著令人難受的內容：「我父親是種蘋果的果農，可是我從來沒有吃過蘋果。」當時，就連孩子都跟著一起受苦。

木村先生責怪自己，認為這樣的自己根本沒資格活著。那一天弘前市內舉辦睡魔祭，是非常熱鬧的日子。木村先生直到傍晚都在果園裡消磨時間，他單手拿著繩索，往岩木山的方向走去。進入山區之後，木村先生抬頭看著一棵樹說：「這棵樹不錯。」有一截樹枝很適合掛繩子。木村先生望向弘前市的夜景，心想：「這就是最後一次了。」他把繩索往樹枝的方向丟，不過繩索沒有掛上樹枝直接落地。

在天色微暗之中，木村先生趴在地上找繩子，不經意地抬起頭卻嚇了一跳。他眼前竟然有一棵蘋果樹，而且長得很茂盛。就在這個時候他靈光乍現，在山中沒有使用農藥和肥料，可是這麼多樹都如此茁壯，這是怎麼回事？他想通了，關鍵在於環境！只要打造出像山一樣的果園即可。

絕望瞬間變成希望，想死的念頭煙消雲散。把蘋果果園打造成像山裡面一樣的環境吧，他馬上開始行動。自此，狀況便開始好轉。開始自然栽種的九年後，快枯死的蘋果樹終於開花了。

在那之後過了三十年，木村先生栽種的蘋果被譽為「奇蹟的蘋果」，並且廣為人知，現在已經是難以購得的珍品。木村先生與家人令人感動的故事，透過電視和書籍傳播，甚至還拍成電影。現在世界各地都有人邀請木村先生，前去指導自然耕種的技術或分享經驗，他成功地推翻了種蘋果需要使用農藥的常識。

木村先生傳達許多「非常識」的概念。以既有的常識來看，很難理解不把昆蟲和雜草當作敵人的行為。木村先生每次到果園都會對蘋果樹說：「你真努力」、「辛苦了」、「今年也要拜託你了」。大多數的人都會覺得，做這種事到底有什麼好處？

當時，蘋果樹因為病蟲害已經快要死了，木村先生對逐漸枯萎的樹木束手無策，最後只好對著每棵樹說話，結果蘋果樹竟開始恢復活力。一定是蘋果樹聽到木村先生拚命祈禱的聲音吧，因為曾經有過這樣的經驗，所以現在他仍然會對蘋果樹說話，也會告訴想從事自然農耕的人對植物說話的重要性。如果對作物說話能成為農業圈的常識，那該有多好啊。

在木村先生的影響下，越來越多人想要從事自然農耕。所謂自然農耕，指的是不用農藥和肥料的農耕方法，這也是跨越常識框架的一種方法。大多數的農家，都認為不可能在無肥料無農藥的狀態下耕種。然而，木村先生成功了，而且在他的指導之下，將自然農耕拓展至全日本。

雖然自然農耕還不能說是常識，但的確已經慢慢往常識的方向邁進。常識可以改變，以後也會不斷改變下去。

我還注意到一位名叫佐伯康人的男性。他是木村先生的弟子之一，致力於在全日本推廣自然農耕，不過特別的是，他推廣的是身心障礙者從事自然農耕的行動。

他有三個孩子，最小的還是十七歲的高中生，三位都罹患腦性麻痺。這三個孩子改變了他的一生，打造出一個就算身心有障礙也能快樂生活的社會，成為他的使命。

遇見木村先生的自然農耕之後，他租借大量的棄耕地，和身心障礙人士一起開始務農。雖然很辛苦，但是他沒有放棄，最後大獲成功。

身心障礙者往往被社會當作累贅，可是他們真的是毫無價值的人嗎？因為一般大眾認為他們什麼都不會，所以只讓他們做簡單的工作，支付微薄的薪水，這也是現在的常識。然而，農業當中有很多細微的作業，身心障礙者可以挑選自己擅長的工作去做，如果是自己擅長的工作，他們做起來也不會輸給健康的人。

一開始當地人都冷眼相待，不過看著他們那麼快樂地工作，而且採用脫離一般農家常識的自然農耕還能種出好作物，之後也開始對他們產生興趣。有人會來幫忙務農，也有人會帶食物來慰勞他們。福祉作業所的工作人員、身心障礙者甚至農家與農家之間開始交流。

人只要能和樂融融地談天就會變得幸福、變得有活力。當地的居民也開始展露笑容，對身心障礙的看法改觀，就這樣，該地區漸漸改變。

佐伯先生發起結合身心障礙者福利與自然農耕的活動，現在於全日本一百多個福祉事業所展開。這個行動也在常識的框架之外，不過已經看得出非常識漸漸轉為常識的徵兆了。針對身心障礙者，還有另一個將非常識轉為常識的例子。

不能自由移動身體、無法說話的重度身心障礙者，往往被認為不具意識和思想。即便他們具有意識和思想，一般人也無法了解，所以他們只能在完全沒有與人溝通的世界中生活，這也是常識。

有一種行動試圖抽出重度身心障礙者的語言，證明沒有這回事。譬如抓著重度身心障礙者的手，將他們的手指輕輕放在自己的手掌上，並且告訴他們：「我現在要開始問問題，如果對的話就畫圈，錯的話就畫叉。」只要集中意識，就能知道他們的手真的有動作。他們絕對是以自已的意志讓手指動作，反覆幾次之後就會知道動作是代表圈還是叉。他們的確具有意識與思想，只是無法順利輸出而已。

如此一來，問題便解決了。只要用「對」、「錯」這種是非題提問，就能和他們溝通了。這種方法稱為手指筆談。

「現在肚子餓嗎？餓的話就畫圈，不餓的話就畫叉」、「今天想不想去外面透透氣？想去的話就畫圈，不想去的話就畫叉」。如果能了解患者的回答，家人就可以按照他們的意思行動，讓別人了解自己的想法，也可以減輕身障者的壓力。雖然只是些許的溝通，但光是這樣就能讓他們充滿活力，家屬的意識也會大為改變。

學會圈叉之後，下一步就可以練習一、二、三，學會之後就能有三個選項。例如：「今天想要穿哪一件衣服？這件是一、這件是二、這件是三，你要穿哪一件？」以前穿衣服都沒能按照自己的喜好選擇，是因為沒有溝通的方法所以只能這樣。若能走到這一步，對話的多樣性就會大幅增加。

持續練習畫圈叉或一二三的溝通，之後身障者就可以用指尖寫文字傳達自己的想法。雖然只是細微的動作，但是接收方透過手掌或手指內側就能了解他們撰寫的文字，能做到這一點就很厲害了。如此一來，還能進行一般的對話。

現在使用這種方式溝通的家屬慢慢增加，能夠互相傳達想法，對病患本人和家屬來說就像做夢一樣。我想，若是能夠做到這一步，他們必定會感受到我這個局外人無法想像的快樂吧。

我有時候也會去參觀溝通的過程，身障者的確有自我意見，也具有幽默感，總有很多讓我驚訝的地方。社會上普遍認為身障者沒有自己的想法，這是多麼失禮的觀念，令人為之愕然。

關於與重度身障者的溝通方法，相關人員仍持續推動中，但要成為常識似乎還需要一段時間。儘管如此，目前正一點一滴慢慢推廣，就已經很令人欣慰了。

我和他們聊天之後大受感動，所以將重度身障者所作的詩製成小冊子。詳細內容請參考網站（https://www.irukanogakko.jp/）。

癌症與害蟲的目的都是在幫助人類

木村先生打破沒有農藥就無法栽種蘋果的常識，成功在無農藥的情況下種出蘋果。在前往成功的道路之中，他對很多常識感到疑惑，發現大家都沒有思考過的事情，因此才讓他邁向成功的道路。

譬如害蟲與益蟲，一般認為害蟲是妨礙作物成長的昆蟲，益蟲則是會幫忙驅逐害蟲的昆蟲。

不過，木村先生卻發現：「距離害蟲產卵處十公分至二十公分的地方，一定會有益蟲的卵。首先，假設害蟲先孵化一半，孵化的幼蟲會吃掉蘋果葉，漸漸長大。當這些蟲長到一公分左右的時候，剩下的害蟲也會孵化，然後在同一個時間點，益蟲也跟著孵化。結果你知道會發生什麼事嗎？先孵化的害蟲會長成成蟲，而之後孵化的害蟲就會變成益蟲的食物。」

剛開始進行自然栽種的時候，蘋果樹上長滿了蟲。因為不使用農藥，所以得用手抓，木村先生說一棵樹上的蟲幾乎可以裝滿一個塑膠袋。都是因為這些傢伙，蘋果才長不出來，真是可憎又可惡的害蟲。

不過，想制敵就必須先了解敵人。仔細觀察敵人之後，他才了解到對大自然而言，並沒有所謂的害蟲、益蟲。木村先生很驚訝地發現，大自然的這個架構，就是要讓萬物都得以生長。

「我在東忙西忙的時候才發現，或許這些蟲都是因為人類在土壤裡放了不屬於大自然的東西，所以才會聚集過來，又或許害蟲正在替人類吃掉有害的物質呢。」這又是既有常識無法理解的觀念，從來沒有人思考過這件事。

這不單純是木村先生靈光一閃的念頭，現在木村先生的果園裡完全沒有施肥，所以也沒有蟲，從這一點就能佐證他的想法沒錯。不使用農藥就會長蟲的常識，也被木村先生推翻了。

這件事不是正好可以連結到大野假說嗎？一般認為，癌症是致人於死地、恐怖又可恨的東西，然而大野先生卻提倡「癌症是為了讓人活下去而生」，這種與常識完全相反的概念。他以這樣非常識的概念為基礎和癌症打交道，結果癌細胞就消失了。

以一般常識來看，出現在人體中的癌細胞和蘋果樹的害蟲，兩者都是折磨身體、吃掉作物的大壞蛋。然而，大野先生和木村先生都勇敢對常識說不，癌症和害蟲其實都不是敵人，而是為了守護人類而發揮功能。

雖然人沒辦法馬上就改變觀念，但是大野先生轉移到肝臟的癌細胞已經消失，木村先生的果園裡也沒有蟲。你如何看待這些事實呢？怎麼樣，很厲害吧。或許這些都不是我能沾沾自喜到處宣揚的事情，但是聽到這些經驗分享真的令我非常興奮。

還有另一點，就是雜草。務農的人常會為了雜草煩惱，我曾經去過木村先生的果園，果園內整片都是雜草。放任果園雜草叢生，通常都會被指責是連草都不除的懶惰鬼。因為一般常識認為，雜草會奪走土壤的養分，所以非除掉不可。

「那片果園和這裡長出來的雜草不一樣對吧。」木村先生指著遠方說。

的確不一樣。雖然我不知道草的名字，但是這一邊的雜草長得比較高，另一邊的雜草比較矮。似乎是因為土地的營養狀態不同，導致長出不同的雜草。可見，雜草也有它的功能。木村先生告訴我，雜草是為了讓土地變肥沃而生。

木村先生說，他都會建議其他人在貧脊的土地上種植豆類。他把黃豆的連根拔起，讓我觀察黃豆的根部，黃豆的根部長出圓圓的顆粒，叫做根瘤菌，而根瘤菌的功能就是把空氣中的氮帶入土壤中。

氮是種植作物非常重要的元素，只要增加土壤中的氮，土地就會變得肥沃。即便是貧脊的土地，只要和豆類一起種，作物就會長得很好。有趣的是，如果連續三、四年都在同一片土地種植黃豆，就會漸漸種不出好豆子。因為土地已經變得肥沃，黃豆也失去在同一片土地成長的意義，所以黃豆就會失去活力，這個時候黃豆的根部，就不會有根瘤菌了。

不只黃豆，就連雜草也有其功能。雜草能讓土地恢復活力，土地充滿活力，就能種植出健康而且營養價值高的作物，吃下這些食物的人類也會變得健康。木村先生斬釘截鐵地說，把雜草當成敵人根本就是大錯特錯。

就常識而言，雜草就像果園或稻田裡的癌症一樣。人們用除草劑把雜草殺得一根都不剩。然而，自然農耕絕對不使用除草劑，因為如此一來就不能利用雜草，土地也會漸漸劣化。

當然，也不是放任昆蟲和雜草隨意亂長，而是需要做某種程度的控制。自然農耕絕非一朝一夕就能達成，所以木村先生才會到世界各地指導自然農耕的方法。

在學習技術之前，必須先改變對害蟲與雜草的看法。也就是要脫離常識的束縛，這一點非常重要。

癌細胞是否需要血液

在此，我想再談一下大野先生獨特的癌症理論。這只是他個人的觀點，大野先生不是醫師，也不是癌症的研究者。他的理論並沒有學院派的證據佐證，或許會被認為他的說法不足採信。

然而，我希望大家能思考一下，他身為「當事人」的這件事。罹患第四期癌症，自己已經面臨生死關頭。他為此夜不能寐，拚命思考該如何才能活下去，從早到晚不間斷地思考。他不可能用半調子的心情面對癌症。

在這樣的狀況下得出的答案，不就是大野先生的生命所傳達出的訊息嗎？答案的關鍵，就是「癌症是為了讓人活下去而生」，這種脫離常識框架的想法。

大野先生的論點現在還不到人人議論的階段。不過如果真的有這一天，我希望大家能站在患者的立場思考。

像以前一樣，把癌症當作附在身體裡的惡魔漸漸蔓延，總有一天會占領整個身體讓人死亡的想法；以及像大野先生說的那樣，癌症是為了讓自己活下去而出現的想法，哪一種想法會讓人心情比較好呢？

前者會令人心生恐懼與不安，後者則是會讓人安心。大野先生建議的方法是改善血液循環，妥善運用飲食、運動、氣功、中藥治療、枇杷葉溫灸治療等替代療法，就能有效達到目的。無論癌症是惡魔還是天使，這些療法都有益無害。然而，把癌症當成是惡魔，在惴惴不安的情形下接受治療；和把癌症當作天使、安心接受治療，哪一種方式比較好呢？我希望大家能夠試著思考一下。

我想，我會選擇後者。

據說，大野先生經常到帶津三敬醫院新進患者的病房聊天。他總是會以植物落葉為例，溫和且仔細地告訴病患「癌症是為了讓人活下去而生」的道理。聽完之後，原本對癌症充滿恐懼、害怕的患者，表情就會開始變得柔和，光是這樣就已經是很有效的心理療法了。

把癌症當成惡魔，就會對癌症充滿憎恨。如果把癌症當成是為了讓人活下去而出現的東西，就會對癌症充滿感恩，兩者有很大的差別。

最後我想介紹《開啟基因開關的奇蹟》的作者工藤房美女士，我讀完這本書之後大受感動。因為她剛好要舉辦演講，所以我便決定參加。

演講訂在二〇一六年四月十六日下午舉行。工藤女士住在熊本，四月十四日晚上和十六日清晨，熊本發生震度七級的大地震，她也是受災戶之一。地震後馬上要辦這場演講，聽說她是在最後一刻搭上飛機來到東京。

她在被宣告只剩下一年壽命時，做了什麼事呢？

真的令人十分驚訝。她不斷對包含癌細胞在內的所有細胞說「謝謝」。結果，之後再去做檢查時，醫師診斷「已經沒有癌細胞了」。

她在二〇〇五年五月發現罹患子宮頸癌，原本心想只要動個手術切除癌細胞就能康復，但癌細胞擴散的速度太快，已經呈現無法手術的狀態，因此她便開始進行放射線治療。

治療過程非常痛苦。就在這時，三兒子的小學老師送她一本筑波大學村上和雄榮譽教授撰寫的《生命的暗號》。讀完這本書之後，她在病房裡高喊「萬歲」。

村上教授是基因的研究者，一九八三年時成功解讀引起高血壓的酵素「Human renin」基因，當時還因此大紅大紫。這位教授異於常人之處，就是在解讀基因時，對「大家都說基因是人體的設計圖，那到底是誰畫了這張設計圖」感到疑問。

從這一點他進一步思考，人類之所以活著，是因為有一股看不見的巨大力量在運作。他稱呼這股看不見的力量為「something great」。我也讀過這本書，內容讓我感覺到人類擁有無限的潛能，同時也發覺，我們能這樣活著儼然是一個奇蹟。

據說有學者曾經計算我們誕生於世的機率，根據這位學者的計算結果，人類誕生的機率等同於連續中幾百萬次樂透特獎。一想到自己是在這種微乎其微的機率中誕生，就會更珍惜自己和他人的生命。

工藤女士似乎也有相同感受。她開始把注意力放在人類的潛能、生命的珍貴。從那天開始，她就持續對自己的身體說「謝謝」。結果，不可思議的是，她對放射線治療的痛苦有了完全不同的感受。

放射線治療的效果，好像也因為「感謝」而放大，她的子宮癌就這樣完全消失了。可是過一陣子之後，發現癌細胞轉移到肺部和肝臟，情況很嚴峻，總之只能開始抗癌藥物治療。因為已經別無他法，所以也只能這麼做。此時，醫師宣告：「如果置之不理，大概活不過一個月。」

即便如此，她仍然持續對每個細胞說「謝謝」。就連因為抗癌藥物治療而落下的頭髮她都捨不得丟，全都留下來。她用報紙把掉髮包起來，放在盥洗室裡保存。某天夜晚，等家人都入睡之後，她打開報紙，對每一根頭髮道謝。

二〇〇七年三月，她在發現癌細胞十個月之後到醫院做檢查，這時已經找不到癌細胞了。真是太厲害了！世界上竟然會有這種以醫學常識來看根本不可能發生的事。

如果把癌症當成惡魔，那就根本無法說出「謝謝」這種話。然而，從大野先生的論點「癌症是為了讓人活下去而生」去思考的話，又會是如何呢？是不是就能向癌細胞道謝了呢？

人無法為了治好癌症而向癌細胞道謝，但是若想到癌症是為了讓人活下去而生，應該就能由衷說出「謝謝」兩個字吧。對癌細胞而言，如果一直被當成累贅，只會變得越來越瘋狂。若能對癌細胞抱持感謝的心，它也一定會很高興，只要把癌細胞當成人類看待即可。

先不論對錯，想破壞常識就需要像大野先生這樣，堅定地擴展自己理論。一切都需要先從想像出發，智慧型手機一定也是因為有人認為：「如果有這種東西就好了。」才開始發展，如果沒有這些想像，世界上就不會出現智慧型手機。

大野先生的假說，現在仍屬於異想天開的想法，從醫學界的角度來看或許還不能列入討論的範疇。然而，他實踐了自己的想法，轉移到肝臟的癌細胞就此消失，從此之後沒有再度復發，所以我認為大家也不妨拋棄「非醫學專家最好不要亂說」的觀念。

我相信總有一天，當初他為了想了解癌症真面目而描繪出的想法，有一天一定能以某種形式應用在分析癌症的用途上。

後記
登上人生之巔，盡情享受當下，放眼未來

這次我獲得和許多癌症患者見面的機會，雖然到目前為止我針對癌症已經持續採訪很長一段時間，不過我一直都用治療法或治療者的觀點在敘述內容。

現在我終於停下腳步思考。我不是醫生也不是治療者，所以無法站在治療癌症的立場描述。如果要和癌症打交道，我也只能當個患者。既然如此，我不是應該要從患者的角度看待癌症嗎？

罹癌之後的心情、態度，只有罹患過癌症的人才知道。我抱著這樣的想法，隨著緣分到處採訪。

剛開始採訪的時候，有一位曾經罹癌的患者對我說：「無論聽過多少人描述、看過多少書，罹患癌症的心情只有患者本人才懂。」我覺得他好像在指責我：「不要以為聽了幾個人的經驗，就自以為什麼都知道。」當時，我真的很失落。我把自己關在家裡

沉思一段時間之後，心裡湧現一股直觀。

「我只要請他們告訴我，成功登上癌症這座險峻的山峰時，究竟看到什麼景色，不就好了嗎！」癌症不是只有悲劇般的一面，面對人生最大的危機、脫離危機時，人的心境會出現什麼樣的變化？把焦點集中在這裡，將他們發現的重點當成是自己今後的生存提示。

本書中出現好幾次的阿大，如同在前文中所介紹的過程，兩度從癌末的情況下生還，之後他的人生出現令他本人與周遭的人都感到驚奇的大幅轉變。癌症是很可怕的疾病。然而，世界上不是還有像阿大這樣，因為罹癌而每天過著充實生活的人嗎？人類就是能有這麼巨大的轉變。

當然，會有這樣的轉變，是因為眼前出現癌症這樣巨大的難關，不過即使沒有癌症，人生應該也能變得更充實才對。為此，我必須收集更多患者的經歷，我如此轉念之後，又開始繼續採訪。

令人興奮的經歷備出，好多癌症患者告訴我，他們在煩惱到幾近崩潰的危機中，成功克服難關的智慧。他們讓我認為「原來還能這樣做」，就像在我心中點亮了一盞燈，讓人心情愉悅。

被診斷罹癌之後，往往會把焦點放在治療上，可是他們讓我了解到，讓視野變得更寬廣的重要性。也就是說，罹患癌症就像是在考驗自己的生活方式一樣，而且還是用非常嚴苛的方式，讓病患賭上性命選擇、決定「接下來要如何活下去」。癌症會讓一個人的生活方式變得更鮮明，並且引出患者自己的本質。

不只癌症，罹癌患者還教會我，該如何面對人生當中的重大危機。如果只把眼光集中在眼前的危機，就會有搞錯方向的危險性。越是面對危機，就越應該以宏觀的視野看待周遭，此外，還要懂得求援。下定決心之後，就要徹底相信自己，甚至連肉眼看不見的力量都可能會幫助自己。

我接下來也將邁入老年，面對健康、工作、經濟，要擔心的事情很多，就像是站在老化這座山面前，害怕到全身發抖一樣。既然如此，不如登上山頭，盡情期待前方會出現什麼，登山途中或許會發現很多快樂的事情也說不定啊。我能這麼想，大概是因為我和眾多癌症患者見過面的關係吧。

聆聽讓我意識到死亡的人的經驗，感覺自己心中好像也切換了某種開關。雖然無法準確說明，但是傾聽罹癌患者的經驗，自己也持續思考生死之後，感覺心靈的視野變得更寬廣了。就像一直以為是黑暗隧道的地方，在前方出現一道光。他們讓我了解，只要稍微改變觀點，同樣的事情也能有不同看法。

二〇一七年十二月，我在帶津三敬醫院患者會的尾牙上結束採訪工作。第七章介紹到的大野先生的住宅，聚集了以前患者為主，超過四十名的與會者。大家吃著美食、暢飲美酒，玩得很開心。大家都是成功登上嚴峻山峰的人，他們都展露出正在凝望山頂絕景的美麗笑容。

據說，最近患者會也開始舉辦真正的登山活動。有位四十幾歲的男性，妻子數年前罹癌過世之後，他仍然持續接觸患者會，他是在大學時代就遍登世界名山的職業登山家。大野先生因為想登富士山而找他商量，以此為契機，患者會成立了登山社團。

在他的指導之下，社員每個月都會到關東附近的山區進行訓練，夏季至秋季則挑戰登富士山，社員中甚至有七十幾歲的人。

鄰座的女士喝了好幾杯日本酒，開朗地對我說：「如果不是罹癌，我根本不會想登什麼富士山。」據說她在剛罹患癌症時，陷入憂鬱什麼事都不想做，現在卻完全看不出來了。

當天決定要加入登山社的女性告訴我：「我在三十九歲時罹癌，現在已經過了五年了。從那個時候開始，我就已經做好死亡的覺悟，所以剩下的日子我都當成是上天的恩賜，想做的事情就要馬上去做。我從來沒想過我這輩子能登富士山，好興奮喔！」她邊說邊幫我倒日本酒，要我多喝一點。聽的連我都想一起去爬富士山了，不知道我這缺乏運動的瘦弱雙腿撐不撐得住？

癌症雖然是很嚴重的疾病，但絕對不只是一場悲劇。凡事都有好壞兩面，焦點放在哪一面會讓人生產生莫大改變。

我從這些癌症患者身上學到，悲劇的背後也有喜樂，真是感激不盡。

小原田泰久

附錄
本書所收錄的治療方法

【飲食、中藥、健康食品】

・**糙米蔬食：**主食為糙米。少量蔬菜與味噌湯、醃漬物為副食，是一種完全不攝取動物性蛋白質與砂糖的飲食療法。

・**限醣飲食：**癌細胞的能量源自醣分，藉由不攝取醣份，阻斷敵兵糧食的飲食療法。盡量不攝取米飯、小麥、芋頭等含醣量高的食物。

・**蔬菜湯：**燉煮白蘿蔔、紅蘿蔔、牛蒡等，具有溫體效果的蔬菜製作成湯，曾在日本風靡一時。蔬菜有抗氧化的作用，所以被認為有抗癌的效果。

・**半斷食：**作法有很多種，不過並非完全斷食，而是透過少量攝取穀物與蔬菜，讓內臟休養生息，使老廢物質能順利排出體外。

・**冬蟲夏草：**一種被昆蟲寄生的菇類。冬天是蟲到了夏天就變成像草一樣的菇類，故有此名稱。這是廣為人知的高價中藥。據說有滋補強身、提升免疫力的效果。

・**褐藻醣膠**：大量存在於裙帶菜、昆布、水雲藻等海藻類的成分。據說有抑制癌細胞的效果。

・**AION**：從海洋性珪藻土中萃取精華的特殊飲料。此為商品名稱。

【免疫療法】

・**樹狀細胞疫苗**：提升免疫力攻擊癌細胞的免疫療法之一。在體外培養指揮免疫功能的樹狀細胞，讓樹狀細胞記住癌細胞的標記（癌細胞抗原）後再送回體內，藉由直接在罹癌組織注射樹狀細胞，攻擊癌細胞、提升免疫力。

【溫熱療法】

・**還元陶板浴**：在使用修復力強的特殊材質設備中，讓身體加溫、找回健康的治療法。

・**枇杷葉溫灸**：原本是把枇杷葉貼在身上，再用點燃的艾草按壓的民間療法。一般認為，枇杷葉具有抗癌作用，再加上溫熱、穴道刺激以提升療效。目前，不使用艾草的溫灸器已經普及。

・**沙療：**把身體埋入沙中，只露出頭部，藉此讓身體加溫。除了溫熱的效果之外，還會受到大地的能量、微生物作用等影響，可提升治癒能力。

・**薑粉濕布：**在熱水中加入薑粉、枇杷葉精華、鹽巴，將浴巾浸泡在薑粉水中後，再包覆全身。

【氣功、呼吸法、超自然療癒】

・**真氣光：**藉由吸取宇宙間的能量，提升生命力、讓心情變得積極正面的氣功。特色是使用名為 HIGH-GENKI 這種傳遞氣的機械。

・**呼吸法：**藉由重複深長的呼吸，讓自律神經中的副交感神經居於優勢，使身心放鬆提升免疫力。作法有很多種。

・**超自然療法：**由治癒者在患者身上灌注宇宙的能量，藉由調整活體能量的平衡，提升治癒能力。作法有很多種，可用手對著患者，或者觸碰患者等。

・**正心調息法：**以正確的心（對萬事萬物採積極正面的態度，不忘感恩、不抱怨）重複固定呼吸法的修練方式。這是由健康活到一百零五歲的鹽谷信男醫師，所發起並推廣的治療法。

【心理療法】

・**催眠療法：**在患者放鬆的狀態下，進入潛意識。解放負面情緒、製造讓患者發現自我任務的契機。

・**EFT情緒取向治療（Emotionally Focused Therapy）：**刺激經絡、釋放負面情感的心理療法。

・**音樂療法：**藉由聆聽音樂演奏或唱歌，減輕壓力並調整身體狀況。據說音樂具有可以治療人心的效果。

・**大笑療法：**打開笑門福自來。大笑為百藥之長，沒有比大笑更好的良藥。雖然自古流傳至今的道理，但近年來開始有研究報告指出大笑可以提升免疫力，將大笑列入治療法之中的醫師也越來越多。

・**自律訓練法：**藉由自我暗示讓心情放鬆的治療法。據說有恢復疲勞、減緩壓力、改善身心症與精神官能症的效果。

‧**想像療法：**在治療師的誘導之下，在心中描繪出正面的想像，藉此提升免疫力的心理療法。

‧**野口整體：**昭和二〇年代（一九四五年）由野口晴哉開創的手技療法。結合穴道、經絡等東方的思想、脊骨神經醫學技術等各種元素的治療法。

【其他療法】

‧**負離子療法：**據說雷雨過後或者在瀑布旁，心情會變得暢快，是因為有大量負離子的關係。這是一種利用負離子增加細胞活性的治療法。

‧**星狀神經節阻斷術：**喉嚨附近有「星狀神經節」這種交感神經，藉由在此處注射麻醉，可暫時阻斷交感神經的功能。即使是不擅長放鬆的人也可以藉此舒緩身心，提升免疫力。

‧**高濃度維他命C點滴療法：**注射高濃度維他命C的點滴，可抑制癌細胞、減輕患者痛苦、改善食慾不振與失眠的症狀。

- **順勢療法：**又稱為同質療法。採用健康的人服用會感受到發熱或痛苦的物質，極度稀釋之後，讓出現同樣症狀的患者服下，藉以改善症狀的治療方式。以舌下溶解「REMEDY」這種小顆粒的方式服用。
- **KOURTUC 療法：**局部注射雙氧水後，再照射放射線的療法。藉由注射雙氧水，可以提升放射線治療的效果。

本書中所介紹的療法，只是罹癌患者們實際嘗試過的一小部分而已，並不代表這些是筆者推薦的療法。

世界上還有數之不盡的治療法。即便是名稱相同，作法也可能不同；就算作法相同，也會因為不同治療者而產生效果上的差異。選擇時必須考量患者的喜好與價值觀，治療法、醫師、治療者與患者之間都有適不適合的問題，每個患者的狀況也不盡相同。

這些療法雖可供參考，但請務必記住以下這句話：**「沒有完全無效的療法，也沒有絕對有效的療法。」**（摘自安德魯．威爾博士的《人為什麼會痊癒》）

ありがとう

※日文的謝謝。

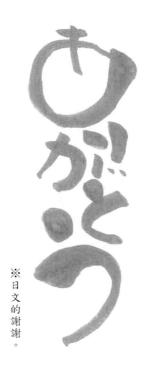

HEART
心|視野 心視野系列041

21則抗癌療癒奇蹟：

罹癌才看見人生叉路的風景，最激勵人心的真人真事

「がん」をのりこえた人が気づく7つのこと

作　　者 小原田泰久（OHARADA YASUHISA）
譯　　者 涂紋凰
總 編 輯 何玉美
編　　輯 簡孟羽
封面設計 張天薪
內文排版 王信中

出版發行 采實文化事業股份有限公司
行銷企劃 陳佩宜・黃于庭・馮羿勳
業務發行 盧金城・張世明・林踏欣・林坤蓉・王貞玉
會計行政 王雅蕙・李韶婉
法律顧問 第一國際法律事務所 余淑杏律師
電子信箱 acme@acmebook.com.tw
采實官網 www.acmebook.com.tw
采實臉書 www.facebook.com/acmebook01

ISBN 978-957-8950-64-1
定　　價 350元
初版一刷 2018年11月
劃撥帳號 50148859
劃撥戶名 采實文化事業股份有限公司
104臺北市中山區建國北路二段92號9樓
電話：(02)2518-5198
傳真：(02)2518-2098

國家圖書館出版品預行編目資料

21則抗癌療癒奇蹟：罹癌才看見人生叉路的風景，最激勵人心的真人真事／小原田泰久作；涂紋凰譯. -- 初版. -- 臺北市：采實文化，民107.11
面；　公分. -- (心視野系列；41)
譯自：「がん」をのりこえた人が気づく7つのこと
ISBN 978-957-8950-64-1(平裝)

1. 癌症　2. 病人　3. 通俗作品

417.8　　　107016179

"GAN" WO NORIKOETA HITO GA KIZUKU NANATSU NO KOTO
BY YASUHISA OHARADA
Copyright © 2018 YASUHISA OHARADA
Original Japanese edition published by Sunmark Publishing, Inc. ,Tokyo
All rights reserved.
Chinese (in Complex character only) translation copyright © 2018 by ACME Publishing Co., Ltd.
Chinese (in Complex character only) translation rights arranged with Sunmark Publishing, Inc.,Tokyo through Bardon-Chinese Media Agency, Taipei.

采實出版集團
ACME PUBLISHING GROUP
版權所有，未經同意不得
重製、轉載、翻印

HEART
心|視野

HEART

心|視野